Anna Schlathölter

Welchen Anforderungen, Chancen und Konfliktfeldern sind die Studierenden in Pflege dual ausgesetzt?

Ein Einblick

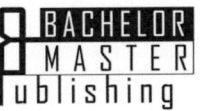

Schlathölter, Anna: Welchen Anforderungen, Chancen und Konfliktfeldern sind die Studierenden in Pflege dual ausgesetzt? Ein Einblick, Hamburg, Bachelor + Master Publishing 2014
Originaltitel der Abschlussarbeit: Anforderungen, Chancen und Konfliktfelder der Pflege dual Studierenden

Buch-ISBN: 978-3-95820-058-6
PDF-eBook-ISBN: 978-3-95820-558-1
Druck/Herstellung: Bachelor + Master Publishing, Hamburg, 2014
Covermotiv: © Kobes · Fotolia.com
Zugl. Fachhochschule Münster, Münster, Deutschland, Bachelorarbeit, Juli 2013

Bibliografische Information der Deutschen Nationalbibliothek:
Die Deutsche Nationalbibliothek verzeichnet diese Publikation in der Deutschen Nationalbibliografie; detaillierte bibliografische Daten sind im Internet über http://dnb.d-nb.de abrufbar.

© Bachelor + Master Publishing, Imprint der Diplomica Verlag GmbH
Hermannstal 119k, 22119 Hamburg
http://www.diplomica-verlag.de, Hamburg 2014
Printed in Germany

Inhalt

1. Einleitung 1

    1.1 Hinführung zum Thema.. 1

    1.2 Vorgehensweise und Struktur... 3

2. Die neuere Geschichte der Akademisierung der Pflege in Deutschland und die Entstehung der dualen Studiengänge 5

3. Anforderungen der Pflege dual Studierenden 7

    3.1 Anforderungen heute: Erweiterung der beruflichen Handlungskompetenz........... 7

        3.1.1 Anforderung: Die Fachkompetenz erweitern 8

        3.1.2 Die Sozialkompetenz erweitern.. 12

        3.1.3 Die Selbstkompetenz erweitern.. 13

    3.2 Anforderungen heute und morgen: Neue Identitätsbildung in der Pflege........... 16

4. Die Chancen der Pflege dual Studierenden.. 20

    4.1 Die Chance auf einen gemeinsamen Erfahrungsraum und eine gemeinsame Identitätsfindung 20

    4.2 Die Chance auf Autonomie und einen zunehmenden gesundheitspolitischen Einfluss... 20

    4.3 Die Chancen auf mehr Gehalt 22

    4.4 Die Chancen auf dem Arbeitsmarkt 22

    4.5 Die Chance den hohen Anforderungen gerecht zu werden 25

    4.6 Die Chance auf fortschreitende Professionalisierung der Pflege 27

5. Die Konfliktfelder der Pflege dual Studierenden 30

    5.1 Fehlende Vorbilder.. 30

    5.2 Rollenkonflikte 31

    5.3 Skepsis und Unkenntnis gegenüber dem Pflege dual Studium 33

6. Die Persönliche Perspektive einer Pflege dual Studierenden 36

7. Fazit und Ausblick.. 39

8. Literaturverzeichnis 42

Allgemeine Hinweise

Der Begriff „multiprofessionelles Team" schließt alle am Versorgungsprozess beteiligten Fachpersonen mit ein.

In diesem Buch wird der Begriff „Pflege dual" kursiviert (Pflege dual), wenn er sich auf den entsprechenden Studiengang der Fachhochschule Münster bezieht.

Die Inhalte dieses Buches beziehen sich in gleichem Maße sowohl auf das weibliche als auch auf das männliche Geschlecht. Es wird überwiegend die geschlechtsneutrale oder weibliche Schreibweise verwendet. Diese Schreibweise dient der besseren Lesbarkeit und bezieht stets das männliche Geschlecht mit ein.

Die Autorin schließt die Gesundheits- und Krankenpflege, die Gesundheits- und Kinderkrankenpflege und die Altenpflege mit ein, wenn z.B. von dem Berufsstand der Pflege, der Pflegebranche oder der Pflege im Allgemeinen gesprochen wird. wird. Dies dient der besseren Lesbarkeit.

„Es sind die Verhältnisse, die die Ideen produzieren."
(Peter Bichsel, 2011, S. 58)

1. Einleitung

1.1 Hinführung zum Thema

Die deutsche Bevölkerung wird zunehmend älter. Die Berechnungen des Statistischen Bundesamtes ergeben, dass der Anteil der über 65-jährigen im Jahr 2030 von derzeit ca. 17 Millionen auf etwa 24 Millionen (bei einer Gesamtbevölkerungszahl von etwa 80,23 Millionen) steigen wird (vgl. Grobecker, Krack-Roberg & Sommer, 2011, S. 11, 23). Mit dem steigendem Durchschnittsalter erhöht sich die Wahrscheinlichkeit, dass Leistungen des Gesundheitssystems in Anspruch genommen werden (vgl. Böhm, 2011, S. 238, 239). Daneben erweitern sich die Möglichkeiten der Diagnostik und Therapie durch die technische Entwicklung. Ferner steigen die gesundheitlichen Ansprüche der Menschen mit hohem Lebensstandard an (vgl. Böhm, 2011, S. 238). Die Auswirkungen des demographischen Wandels stellen eine große Herausforderung für die deutschen Pflegeberufe dar. Das pflegerische Anforderungsprofil wird sich immer mehr ausweiten. Versorgungsmodelle werden besonders gefragt sein, die chronische Mehrfacherkrankungen im Alter verhindern und vorhandene Gesundheitsressourcen gezielt aufbauen oder stärken. Dies schließt ebenso ein effektives Schnittstellen-management unter den am Versorgungsprozess beteiligten Berufsgruppen und Programme der integrierten Versorgung mit ein (vgl. Kuhlmey & Blüher, 2011, S. 194). Die genannten Umstände erfordern ein umfassend qualifiziertes Pflegefachpersonal. Die Bund-Länder-Arbeitsgruppe Weiterentwicklung der Pflegeberufe (BLAWP) hat im Jahr 2012 mit den Eckpunkten zur Vorbereitung des Entwurfs eines neuen Pflegeberufe-gesetzes (BLAWP, 2012, S. 1) eine Basis geschaffen, um den Pflegeberuf und die Berufsausbildung zukunftsweisend weiter zu entwickeln (vgl. S. 2). In dem Eckpunktepapier fordert die Arbeitsgruppe eine Überarbeitung der pflegeberuflichen Gesetze, eine generalistisch ausgerichtete Pflegeausbildung sowie die Etablierung einer akademisch ausgerichteten Pflegeausbildung (vgl. BLAWP, 2012, S. 3). Die Arbeitsgruppe setzt eine ausgeprägte Reflexionsfähigkeit seitens der praktizierenden und akademisierten Pflegekräfte voraus. Diese „sollen als reflektierende Praktikerinnen und Praktiker in allen Einrichtungen und Diensten der kurativen, präventiven, rehabilitativen und palliativen Versorgung, insbesondere in der Pflege und Betreuung von Patientinnen bzw. Patienten und Pflegebedürftigen mit hochkomplexen Pflegebedarfen sowie in der Beratung und Anleitung von Angehörigen und

Bezugspersonen tätig sein" (BLAWP, 2012, S. 3). Daneben veröffentlichte der Wissenschaftsrat (WR) im Jahr 2012 seine Empfehlungen zu hochschulischen Qualifikationen für das Gesundheitswesen. Der Wissenschaftsrat erkennt in den steigenden Anforderungen und der wachsenden Komplexität des Versorgungsprozesses die Notwendigkeit etwa 10-20% der Gesundheitsfachberufe akademisch auszubilden (vgl. WR, S. 85). Diese akademisch ausgebildete Gruppe der Gesundheitsfachberufe soll in der Berufspraxis als „reflective practicioner" (D. A. Schön, 1983, zitiert nach WR, 2012, S. 78) im Versorgungsteam agieren. Die akademisierte Pflegefachperson soll das eigene „Handeln auf der Basis wissenschaftlicher Erkenntnis reflektieren, die zur Verfügung stehenden Versorgungsmöglichkeiten hinsichtlich ihrer Evidenzbasierung kritisch prüfen und das eigene Handeln entsprechend anpassen" (WR, 2012, S. 78). Die Fachhochschule Münster hat auf die Anforderungen des WR und der BLAWP reagiert und gemeinsam mit den kooperierenden nordrhein-westfälischen Ausbildungsstätten den Studiengang Pflege dual entwickelt. Dieser Studiengang wird seit dem Sommersemester 2012 angeboten (vgl. Schwermann & Ostermann, 2013, S. 274). An der FH Münster können 50 Auszubildende der Ausbildungsstätten für Pflegeberufe einen akademischen Abschluss, den Bachelor science Pflege, absolvieren. Dazu erwerben sie während der Ausbildungszeit 120 sogenannter Credit Points (CP). Das in der Ausbildungszeit erworbene Wissen wird mit 80 CP von der FH Münster anerkannt. Die übrigen 40 CP erarbeiten sich die Pflege dual Studierenden, indem sie entsprechende Prüfungen an der Hochschule absolvieren (vgl. Schwermann & Ostermann, 2013, S. 274, 275, Informationsflyer Pflege dual, Internet). Das Studium setzt sich sowohl aus Modulen zusammen, die auf den Inhalten der Ausbildung aufbauen als auch aus Modulen, die zum Profil des Studienganges passen und die Voraussetzung für den akademischen Beruf sind (vgl. Schwermann & Ostermann, 2013, S. 274). Die Studierenden in Pflege dual erarbeiten sich vor den Präsenzwochen an der FH Münster einen großen Teil der Studieninhalte selbstständig. Dazu stehen ihnen zu jedem Modul entsprechende Studienbriefe zur Verfügung. Diese Studienbriefe haben in der Regel einen Umfang von bis zu 80 Seiten und bilden die inhaltliche Grundlage für die Veranstaltungen in den Präsenzphasen. Die Veranstaltungen bauen inhaltlich auf diesen Studienbriefen auf. Jeder kooperierenden Ausbildungsstätte sind sog. Lerncoaches zugeteilt, die die Studierenden während ihrer Eigenstudienzeit begleiten und unterstützen. Die Lerncoaches sind Bachelorstudentinnen des Studiengangs Berufspädagogik im Gesundheitswesen der FH Münster, die sich in den höheren Semestern befinden. Diese Lerncoachtreffen finden alle zwei bis drei Wochen an den kooperierenden Ausbildungsstätten statt. Die Autorin ist selbst Lerncoach beim Kooperationspartner Westfälisches Ausbildungsinstitut Gesundheitsberufe Lünen e.V. Dadurch hat sie einen engen Kontakt zu den Pflege dual Studierenden vor Ort. Während dieser Treffen findet ein intensiver fachlicher Austausch unter den Studierenden statt. Die Studierenden tauschen sich zudem regelmäßig über ihre Erfahrungen aus, die sie in den unterschiedlichen Lernfeldern machen und sie geben sich gegenseitig Rückhalt. Sie setzten sich im Rahmen des Lerncoachings aktiv mit ihren persönlichen Zukunftsfragen, aktuellen Herausforderungen und entsprechenden Spannungen auseinander und diskutieren angeregt darüber, denn eben diese Themen scheinen für die Studierenden hoch brisant zu sein. Die Gestaltung und Begleitung der Lerncoachtreffen und der enge Kontakt zu den Studierenden selbst haben die Autorin maßgeblich dazu motiviert, sich in diesem Buch intensiv mit diesen, für die Studierenden hochaktuell erscheinenden Themen zu auseinanderzusetzen. Die Autorin stellt somit in diesem Buch die Frage nach den Anforderungen, Chancen und Konfliktfeldern der Pflege dual Studierenden. Sie setzt sich zum Ziel, diese Aspekte umgehend zu darzustellen.

1.2 Vorgehensweise und Struktur

Vorgehensweise

Die Autorin hat eine umfassende Literaturrecherche durchgeführt, um sich die Themenfelder der Anforderungen, der Chancen und der Konfliktfelder der Pflege dual Studierenden zu erschließen. Die Literaturrecherche schließt sowohl die Forschungen in dem Bestand der lokalen Bibliotheken, die Funktion der Fernleihe als auch die Recherche im Internet mit ein. Zudem führte die Autorin ein Erfahrungsgespräch mit einer Pflege dual Studierenden im dritten Fachsemester, um ihre persönliche Perspektive zu der gegebenen Thematik mit einfließen zu lassen.

Struktur

Auf das einleitende, erste Kapitel folgt ein kurzer Überblick der neueren Geschichte der Akademisierung der Pflege in Deutschland. Zudem werden die unterschiedlichen Modelle der dualen Studiengänge dargestellt. Im 3. Kapitel werden die gegenwärtigen und zukünftigen Anforderungen der Pflege dual Studierenden aufgeführt. Hier geht die Autorin besonders auf die Erweiterung der beruflichen Handlungskompetenz der Studierenden in Pflege dual und auf die kollektive professionelle Identitätsbildung in der Pflege ein. Das 4. Kapitel Chancen der Pflege dual Studierenden beleuchtet die beruflichen und persönlichen Chancen der Pflege dual Studierenden. Die potentiellen Konfliktfelder, mit denen die Studierenden in Pflege dual aktuell und in Zukunft konfrontiert sind, werden im 5. Kapitel erläutert. Im 6. Kapitel wird die Perspektive einer Studierenden in Pflege dual dargestellt. Sie schildert ihre persönliche Wahrnehmung der Anforderungen, Chancen und Konfliktfelder. Die Autorin schließt den inhaltlichen Teil dieses Buches mit dem Fazit im Kapitel 7 ab. Darin reflektiert die Autorin kritisch ihre eigene Vorgehensweise.

2. Die neuere Geschichte der Akademisierung der Pflege in Deutschland und die Entstehung der dualen Studiengänge

Die Akademisierung der Pflege in Deutschland ist noch recht jung. Die 1990er Jahre stellen einen Wendepunkt für die Entwicklung der Pflegewissenschaften dar. Davor wurde die Notwendigkeit einer eigenen Forschung in der Pflege immer wieder angezweifelt und auf die bereits bestehenden Wissenschaften, wie z.b. die Medizin verwiesen (vgl. Bartholomeycik, 2011, S. 67). Zudem waren die Akademisierungsmöglichkeiten in der Pflege in den 1980er Jahren beschränkt auf weiterbildende Studiengänge – besonders im Bereich des Managements und der Lehre. Im Jahr 1991 startete jedoch der erste Regelstudiengang an der Fachhochschule Osnabrück und 1995 nahm das erste Institut für Pflegewissenschaften seine Arbeit auf (vgl. Bartholomeycik, 2011, S. 70, 71). Die Robert Bosch Stiftung forderte im Jahr 1992 zum Ausbau von Studiengängen für Pflegemanager und Pflegepädagogen auf. Dieses Forderungsschreiben löste einen Entwicklungsschub in eben diesen Studiengängen aus (vgl. Bartholomeycik, 2011, S. 72, 73). Kurz nach dem sich pflegerische Studiengänge an deutschen Hoch- und Fachhochschulen etablieren hatten, musste das System aufgrund der Hochschulreform durch den Bolognaprozess erneut umgestellt werden. Die Umstellung auf das Bachelor- und Masterstudiensystem wurde europaweit gefordert und ist bis heute in Deutschland noch nicht abgeschlossen (vgl. Schaeffer & Wingenfeld, 2011, S. 10, 11). Zudem „wird sichtbar, dass die Frage nach der Ausbildung auch weiterhin auf der Agenda stehen wird und noch zahlreiche Anstrengungen erforderlich sind, um die Akademisierung der Pflege in eine international anschlussfähige Studiengangsstruktur zu überführen" (Schaeffer & Wingenfeld, 2011, S. 11). Die zunehmende Etablierung von dualen pflegerischen Studiengängen ist ein weiterer Schritt in diese Richtung. In Deutschland gibt es aktuell 29 Studiengänge, die die pflegerische Berufsausbildung mit einem Hochschulstudium kombinieren und somit eine grundständige Qualifikation in der Pflege ermöglichen. Das Hochschulstudium wird nach dem Ausbildungsende abgeschlossen (vgl. Reinhart, 2013, S. 478). Diese Art Studiengangsmodelle bezeichnet man als Verschränkungsmodelle. Hierbei kooperieren die Hochschulen mit den Ausbildungsstätten und der beruflichen Praxis (vgl. Moers, Schöniger & Böggemann, 2012, S. 237). Daneben existieren in Deutschland weitere duale Studiengänge, die Anerkennungs-, Ergänzungs- sowie Ersetzungsmodelle. Sogenannte Anerkennungsmodelle setzten eine abge- schlossene Pflegeausbildung voraus und dienen der Nach- bzw. Weiterqualifizierung von Pflegefachkräften auf akademischen Niveau (vgl. Moers, Schöniger & Böggemann, 2012, S. 235). Die Ergänzungsmodelle ermöglichen während der Ausbildung den Beginn eines Studiums (vgl. Moers, Schöniger & Böggemann, 2012, S. 235, 236). Wird der komplette theoretische Anteil einer Ausbildung von der Hochschule gelehrt, dann spricht man von den sogenannten Ersetzungsmodellen (vgl, Moers, Schöniger & Böggemann, 2012, S. 236, 237).

3. Anforderungen der Pflege dual Studierenden

3.1 Anforderungen heute: Erweiterung der beruflichen Handlungskompetenz

Die Anforderungen an den Pflegeberuf steigen stetig an und verändern sich fortwährend. Die ‚Motoren' dieser Wandlungsprozesse sind neue Forschungsergebnisse im Gesundheitswesen, der technische Fortschritt und nicht zuletzt der demographische Wandel. Daneben steigen die Ansprüche der Pflegeempfänger an ihre gesundheitliche Versorgung an. Sie erwarten eine professionelle und besonders individuell auf sie abgestimmte Pflege. Ebendiese erhöhten Anforderungen an den Pflegeberuf erfordern eine Erweiterung der Reflexionsfähigkeit der Pflegenden (vgl. Kälble, 2006, S. 215, 217).

Das Studium in Pflege dual befähigt die Studierenden den wachsenden Ansprüchen gerecht werden zu können. Sie sollen sich zu „reflective practicioners" (WR, 2012, S. 78) entwickeln. Die Studierenden erwerben zusätzliche, zielführende Kompetenzen, die in der traditionellen Ausbildung zur Gesundheits- und Krankenpflegerin, Gesundheits- und Kinderkrankenpflegerin und zur Altenpflegerin wenig bis gar nicht vermittelt werden. Diese Kompetenzen machen die Studierenden akademisch handlungsfähig (vgl. Schwermann & Ostermann, 2013, S. 275).

Wie in den anderen Bereichen des deutschen Bildungssystems, findet auch in der pflegerischen akademischen Ausbildung eine umfassende Kompetenzorientierung statt. Kompetenzen sind nach der Definition der Kultusministerkonferenz (KMK) zu verstehen als vorhandene Eigenschaften, die es einer Person ermöglichen, „konkrete Anforderungssituationen zu bewältigen" (KMK, 2011, S. 32). „Die berufliche Handlungskompetenz [wird] verstanden als Bereitschaft und Befähigung des Einzelnen, sich in beruflichen, gesellschaftlichen und privaten Situationen sachgerecht durchdacht sowie individuell und sozial verantwortlich zu verhalten. Handlungskompetenz entfaltet sich in den Dimensionen Fachkompetenz, Selbstkompetenz und Sozialkompetenz" (KMK, 2011, S. 31) und soll im dreijährigen, traditionellen Ausbildungsverlauf zum Pflegeberuf erworben werden. Im Folgenden stellt die Autorin diese Dimensionen der Handlungskompetenz dar. Hierzu geht sie zudem auf die Methodenkompetenz, die kommunikative Kompetenz und die Lernkompetenz (vgl. KMK, 2011, S. 16) ein. Daran anschließend wird diese Darstellung ergänzt durch die Erläuterung der Kompetenzen, die die Studierenden zusätzlich und parallel zur Ausbildung erwerben sollen. Der zusätzliche Kompetenzerwerb spiegelt die Mehrfachbelastung der Studierenden in Pflege dual und die gehobenen Anforderungen wieder. Die Rahmenbedingungen, denen die Absolventen später auf dem Arbeitsmarkt gerecht werden müssen, sind zum Teil heute noch nicht definiert (vgl. Klaus, 2008, S. 145). Neben den beruflichen Anforderungen verändert sich auch das Selbstbild und Rollenverständnis der Pflegenden grundlegend. „Die Rollen werden ‚offener' im Sinne, dass Verhaltenserwartungen die Qualifikationen aus verschiedenen klassischen Disziplinen übergreifen (‚Hybridisierung') und dass sich diese Anforderungen gerade nicht im Voraus genau angeben lassen und auch immer weniger nur von Routinen gekennzeichnet sind" (Klaus, 2008, S. 145). Durch die Erweiterung der beruflichen Handlungskompetenz und den darunter liegenden Dimensionen, erlangen die Pflege dual Studierenden die benötigte „Kompetenzgrundlage" (Klaus, 2008, S. 145), um mit dieser flexiblen Anforderungssituation umgehen zu können. Sie werden beruflich befähigt. „Berufsfähigkeit [soll] es ermöglichen, sich in potentiell immer wieder wechselnde anspruchsvolle Aufgaben einzuarbeiten und auch rasch verantwortungsvolle Entscheidungsfunktionen wahrzunehmen" (Klaus, 2008, S. 143). Dies ist nur durch die Aufbereitung der Handlungskompetenz möglich (vgl. Klaus, 2008, S. 143).

3.1.1 Anforderung: Die Fachkompetenz erweitern

Die Fachkompetenz ist die „Bereitschaft und Fähigkeit, auf der Grundlage fachlichen Wissens und Könnens Aufgaben und Probleme zielorientiert, sachgerecht, methodengeleitet und selbstständig zu lösen und das Ergebnis zu beurteilen" (KMK, 2011, S. 15). Die Methodenkompetenz kann der Fachkompetenz untergeordnet werden und ist zu verstehen als die „Bereitschaft und Fähigkeit zu zielgerichtetem, planmäßigem Vorgehen bei der Bearbeitung von Aufgaben und Problemen (zum Beispiel bei der Planung der Arbeitsschritte)" (KMK, 2011, S. 16). Die erweiterte Fachkompetenz der Studierenden in Pflege dual wird den Ansprüchen an eine „entwicklungsoffene Basiskompetenz gerecht" (Klaus, 2008, S. 146). Es lassen sich folgende zusätzlich zu erwerbende Kompetenzen zuordnen, die das Spektrum der Fach- und Methodenkompetenz erweitern:

Die Fähigkeit, personenorientiert und gleichzeitig organisationsperspektivisch zu denken und diese Perspektiven zugleich in das pflegerische Handeln mit einbeziehen zu können (vgl. Schwermann & Ostermann, 2013, S. 275). Es wird ein hohes Abstraktionsvermögen der Pflege dual Studierenden vorausgesetzt. Die Studierenden sollen parallel die Gegebenheiten der Organisation überblicken, interpretieren und diese gleichzeitig in die Gestaltung der individuellen pflegerischen Situation mit einbeziehen. Eine Personenorientierung schließt neben der Perspektive der Pflegeempfänger auch die Perspektive des gesamten multiprofessionellen Teams und weiterer Arbeitskollegen mit ein. Diese zielführende Perspektivverschränkung kann nur mit dem entsprechenden Fachwissen und viel Übung gelingen.

Die Fähigkeit, die gesellschaftlichen und die ökonomischen Gegebenheiten in den eigenen beruflichen Kontext einzubetten (vgl. Schwermann & Ostermann, 2013, S. 276). Hier gilt eine ähnlich abstrahierende Anforderung. Zudem ist die Fähigkeit gefordert, den Blickwinkel über die Organisation hinaus auszuweiten und gesellschaftliche Fragen, wie z.B. die eigene Religion oder politisch relevante Themen mit in den beruflichen Alltag mit einzubeziehen.

Die Fähigkeit, die Pflegetheorien und die pflegewissenschaftlichen Methoden zielgerichtet zu untersuchen und pflegeprozessdienlich nutzbar zu machen (vgl. Schwermann & Ostermann, 2013, S. 275). Die Pflege dual Studierenden sollen theoretische Modelle nicht als Patentrezept zur Gestaltung pflegerischer Situationen oder Bewältigung komplexer Situationen verstehen. Das ausschließliche Denken in Modellen und theoretischer Regelabfolge ist zu starr und unflexibel für den pflegerischen Alltag. Es sind vielmehr die Kreativität und das gezielte Einschätzungsvermögen jeder einzelnen Pflegenden nötig, um den individuellen Bedürfnissen der Patienten gerecht zu werden und professionell handlungsfähig zu sein und zu bleiben (vgl. Gordon 2012, S. 261, 265). „Vergessen wir nicht, dass die Realität anders aussieht als das Modell. Und vergessen wir nicht, dass das Modell ein Instrument ist, kein Spiegel" (Gordon, 2012, S. 265). „Notwendig ist dabei die Fähigkeit, Chancen und Risiken einer komplexen Situation im Gesamtzusammenhang zu sehen (‚vernetztes Denken')" (Klaus, 2008, S. 147). Dazu zählt ebenso die Fähigkeit Evidence-based Nursing in der Praxis gezielt einsetzen zu können (vgl. Schwermann & Ostermann,

2013, S. 275). Evidence-based Nursing wird in der pflegerischen Praxis durch zwei zentrale Fragestellungen charakterisiert: „Wieweit kann ich pflegerische Interventions-, Management- oder pädagogische Entscheidungen auf Erfahrungen Dritter (,externe Evidenz') stützten? Und wie weit bin ich ethisch verpflichtet, das beste verfügbare Wissen über die Erfahrung Dritter zu finden und mit meinem Klienten daraus ‚interne Evidenz' in der individuellen Begegnung auf[zu]bauen" (Behrens, 2011, S. 151). Die Allianz zwischen dem professionell Pflegenden und dem Klienten ermöglicht somit passgenaue und effektive Interventionen (vgl. Behrens, 2011, S. 151).

Die Fähigkeit, Kenntnisse neuartiger Techniken zur Informationssammlung zu nutzen und diese zielführend mit dem pflegerischen Versorgungsprozess zu verschränken (vgl. Schwermann & Ostermann, 2013, S. 275). Die Pflege dual Studierenden verknüpfen hier die Inhalte ihres praktischen Fachwissens mit den fachwissenschaftlichen Inhalten. Diese Verknüpfung ist notwendig, um handlungsleitend urteilen zu können. Hier wird die Erweiterung der Fachkompetenz mit der Erweiterung der Methodenkompetenz verschränkt. Die beiden Ebenen beeinflussen sich wechselseitig.

Das Wissen und die Forschung auf dem pflegerischen Gebiet sind insgesamt noch recht neu und müssen weiter aufgebaut werden (vgl. Meleis, 2011, S. 747, 748). Die pflegewissenschaftlichen Datenbanken werden in Zukunft qualitativ und quantitativ ausgeweitet. Aus diesem Grund ist es gerade im pflegerischen Bereich notwendig eine Bereitschaft und Eigenmotivation zur fortwährenden beruflichen Weiterentwicklung zu entwickeln. Diese erweiterte Fähigkeit kann als Lernkompetenz zu beschrieben werden. Die Lernkompetenz wird von der KMK definiert als die „Bereitschaft und Fähigkeit, Informationen über Sachverhalte und Zusammenhänge selbstständig und gemeinsam mit anderen zu verstehen, auszuwerten und in gedankliche Strukturen einzuordnen. Zur Lernkompetenz gehört insbesondere auch die Fähigkeit und Bereitschaft im Beruf und über den Berufsbereich hinaus Lerntechniken und Lernstrategien zu entwickeln und diese für lebenslanges Lernen zu nutzen" (KMK, 2011, S. 16). Die oben beschriebenen Kompetenzerweiterungen befähigen die Pflege dual Studierenden dazu im besonderen Maße.

Die Fähigkeit, eine salutogenetische Einstellung von Gesundheit und Krankheit einzunehmen und argumentativ zu vertreten, macht es den Pflege dual Studierenden möglich, gemeinsam mit dem Pflegeempfänger individuelle Schwerpunkte in dessen Gesundheitserhaltung oder Krankheitsbewältigung festzulegen. Die salutogenetische Orientierung fasst Aaron Antonovsky in sechs Punkten zusammen:

1. Das Gesundheits- und Krankheitserleben eines Menschen wird als Kontinuum angesehen, dass sich fortwährend und je nach individueller Situation verändern kann (vgl. Antonovsky, 1997, S. 29).

2. Die Salutogenese ermöglicht es den erkrankten Menschen in seiner gesamten Situation in den Mittelpunkt zu stellen und nicht den Fokus auf seine Erkrankung zu richten (vgl. Antonovsky, 1997, S. 29).

3. Man sucht nach den Faktoren, die es einem Menschen ermöglichen, sich dauerhaft an einer individuell empfundenen Position auf dem Gesundheits- und Krankheitskontinuum zu festigen oder sich auf den Gesundheitspol hinzubewegen (vgl. Antonovsky, 1997, S. 23).

4. Ein weiteres Merkmal der Salutogenese ist es, Stress oder Stressauslöser als stetige alltägliche Herausforderungen anzunehmen und auszuhalten. Je nach persönlicher Konstitution können diese Herausforderungen erfolgreich bewältigt oder als negative oder krankmachende Stressoren wahrgenommen werden (vgl. Antonovsky, 1997, S. 30).

5. Alle Faktoren sollen gefunden werden, die es einem Menschen erleichtern, sich seiner Situation anzupassen (vgl. Antonovsky, 1997, S. 30).

6. Neben den stereotypisch erworbenen Untersuchungsergebnissen werden stets auch andersartige und ungewöhnliche Ergebnisse in den Prozess mit einbezogen und mit der individuellen Situation des Menschen verglichen (vgl. Antonovsky, 1997, S. 30).

In den meisten pflegerischen Bereichen dominiert die Gruppe der chronisch erkrankten Menschen. Die Herausforderung chronisch Kranke individuell und bestmöglich zu betreuen ist komplex. Denn „zuweilen benötigen sie eher protektive, gleichwohl aber autonomierespektierende Interventionsstrategieen und dann wieder eher ressourcenorientierte und autonomiefördernde Strategien" (Schaeffer & Moers, 2011, S. 255). Das

Konzept des Case Managements ist eine Möglichkeit eine sinnvolle Struktur in den komplexen Versorgungsprozesse eines chronisch kranken Menschen zu bringen: „Case Management ist eine Verfahrensweise in Sozial- und Gesundheitsdiensten, mit der im Einzelfall die nötigen Unterstützung, Behandlung, Förderung und Versorgung von Menschen rational bewerkstelligt wird und nach der sich Versorgungsprozesse in vielen Fällen organisieren lassen" (Wendt, 2010, S. 15).

Eine weitere Anforderung an die Pflege dual Studierenden „ist die Verbesserung der Qualität des beruflichen Handelns und die Verbesserung der gesundheitlichen und pflegerischen Versorgung von Menschen aller Altersgruppen" (BLAWP, 2012, S. 27). Dies gelingt ihnen z.B. durch die effektive Anwendung der sogenannten Expertenstandards, die das Deutsche Netzwerk für Qualitätsentwicklung in der Pflege (DNQP) in Kooperation mit dem Deutschen Pflegerat (DPR) und des Bundesministeriums für Gesundheit entwickelt hat (vgl. DNQP, 2012, Internet). „Expertenstandards sind als ein Instrument zu verstehen, mit deren Hilfe die Qualität von Leistungen definiert, eingeführt und bewertet werden kann" (DNQP, 2012, Internet). Die Expertenstandards umfassen die ‚pflegealltäglichen' Themen der Dekubitusprophylaxe, des Entlassungsmanagements, des Schmerzmanagements bei akuten oder tumorbedingten chronischen Schmerzen, der Sturzprophylaxe, der Förderung der Harnkontinenz, der Pflege von Menschen mit chronischen Wunden und des Ernährungsmanagements zur Sicherstellung und Förderung der oralen Ernährung (vgl. DNQP, 2011, S. 1). Zentrale Ziele der Expertenstandards sind es, den beruflichen Aufgaben- und Verantwortungs-bereich der Pflege zu definieren, Neuerungen einzuführen, die Umsetzung von pflegewissenschaftlichen Erkenntnissen in die pflegerische Berufspraxis, die Förderung einer beruflichen Identität und Flexibilität und eine Basis für den interdisziplinären Austausch über Qualitätsvorstellung zu bilden (vgl. DNQP, 2012, Internet).

3.1.2 Die Sozialkompetenz erweitern

Die Sozialkompetenz beschreibt die „Bereitschaft und Fähigkeit, soziale Beziehungen zu leben und zu gestalten, Zuwendungen und Spannungen zu erfassen und zu verstehen sowie sich mit anderen rational und verantwortungsbewusst auseinanderzusetzen und zu verständigen. Hierzu gehört insbesondere auch die Entwicklung sozialer Verantwortung

und Solidarität" (KMK, 2011, S. 15). Die Autorin ordnet die Kommunikationskompetenz der Sozialkompetenz zu, denn die kommunikative Kompetenz wird
beschrieben als die „Bereitschaft und Fähigkeit, kommunikative Situationen zu
verstehen und zu gestalten. Hierzu gehört es, eigene Absichten und Bedürfnisse sowie
die der Partner wahrzunehmen, zu verstehen und darzustellen" (KMK, 2011, S. 16). Die
Sozialkompetenz und die Kommunikationskompetenz können durch Zusatz-
komponenten erweitert werden.

Die Pflege dual Studierenden werden erweitert qualifiziert, um die multiprofessionelle
Zusammenarbeit aktiv mit zu gestalten. Sie sollen das Team wertvoll durch die eigene
hohe reflexive Kompetenz ergänzen und unterstützen (vgl. Schwermann & Ostermann,
2013, S. 275). Es erfordert eine hohe soziale Kompetenz, eine Expertenrolle in einem
interdisziplinären Team einzunehmen. Damit ein multiprofessionelles Team handlungsfähig wird und bleibt, muss es einen wertschätzenden und reflektierten Umgang
aktiv umzusetzen. Pflegende sollten es sich zur Aufgabe machen dieses „Netz der
gegenseitigen Unterstützung zu schaffen" (Johns, 2004, S. 221). Denn die fachliche
Expertise in das Team zu tragen erfordert einen wertschätzenden Umgang mit den
Kollegen auf Augenhöhe und lässt sich mit dem Begriff der Teamfähigkeit beschreiben.
„Teamfähigkeit meint das Vermögen, als Mitglied einer (Arbeits-)Gruppe andere
Mitglieder zu unterstützen, sich zurückzunehmen und gemeinsame Aktivitäten
voranzutreiben statt zu versuchen, selbst die Gruppe zu dominieren" (Klaus, 2008, S.
148).

3.1.3 Die Selbstkompetenz erweitern

Im Folgenden werden die Kompetenzen dargestellt, die die Selbstkompetenz der Pflege
dual Studierenden erweitern. Die Selbstkompetenz zeichnet sich aus durch die
„Bereitschaft und Fähigkeit, als individuelle Persönlichkeit die Entwicklungschancen,
Anforderungen und Einschränkungen in Familie, Beruf und öffentlichem Leben zu
klären, zu durchdenken und zu beurteilen, eigene Begabungen zu entfalten sowie
Lebenspläne zu fassen und fortzuentwickeln" (KMK, 2011, S. 15). Die Selbstkompetenz schließt daneben die Fähigkeiten mit ein, verantwortungs- und
pflichtbewusst zu handeln und selbstbewusste aufzutreten. Ferner sollen sich kritisch

reflexive Wertvorstellungen entwickeln, die als ‚moralisch ethischer' Orientierungs-rahmen dienen (vgl. KMK, 2011, S. 15).

Die Pflege dual Studierenden sollen nach dem Studium fähig sein in einem ethisch korrekten bzw. vertretbaren und im fürsorglichen Sinne zu handeln (vgl. Schwermann & Ostermann, 2013, S. 276). „Fürsorge ist kein passiver Prozess. Fürsorgliches Pflegen verlangt großes Engagement, Mitgefühl und Fachwissen. Es erfordert außerdem Durchhaltevermögen und Mut, wenn man in einem Umfeld tätig ist, das ein effektives und ideales Arbeiten behindert" (Johns, 2004, S. 289). Um dem pflegerischen Prinzip der Fürsorge gerecht zu werden, sollten die folgenden Fragen handlungsleitend sein. Die Frage nach dem ‚Guten', also danach, was für den Patienten Wohlbefinden bedeutet, wer entscheiden darf, nach den Möglichkeiten und Grenzen der pflegerischen Fürsorge, nach der Balance zwischen der pflegerischen Fürsorge und nach der Autonomie des Patienten sowie die Frage nach einem gerechten Verteilungsmaß an pflegerischer Fürsorge für jeden einzelnen Patienten und für die gesamte Gruppe der Pflegeempfänger, für die man verantwortlich ist (vgl. Fölsch, 2012, S. 90, 91). Das Anwenden dieser reflexiven und zugleich kritischen Fragen verringert die Gefahr, dass „Pflegende in die Falle der Subjektivität und der Vermutungen geraten. [Denn] Fähigkeiten und Werte, die sie für ihr Leben als Qualität empfinden, werden unreflektiert als allgemein angenommen" (Fölsch, 2012, S. 96).

Um im pflegerischen Alltag ethisch korrekt handeln zu können, benötigen die Pflege dual Studierenden zudem einen Rahmen, der ihnen Orientierung bietet. „Berufsethische Normen dienen über die eher restriktive Kontrolle hinaus aber auch, ähnlich den beruflichen Fachkenntnissen, zur Steuerung und Legitimation des Handelns im Beruf" (Biermann, 2004, S. 300). Berufliche und ethische Maximen erhöhen die Chance, dass die Fachpersonen handlungsfähig bleiben und nicht mit einer konfliktignorierenden Haltung in alltägliche, unreflektierte Arbeitsroutinen verfallen (vgl. Biermann, 2004, S. 300). Einen solchen Rahmen bietet der Ethikkodex der International Council of Nurses (ICN) – besonders in Zeiten pflegepersoneller Engpässe (vgl. Pasch, 2013, S. 580, 581). „Der ICN-Ethikkodex für Pflegende ist ein Leitfaden, der die Grundlagen für ein Handeln nach sozialen Werten und Bedürfnissen setzt" (DBfK, 2010, S. 4). Dieser Kodex setzt sich aus vier Bausteinen und den dazugehörigen Verhaltensnormen zusammen: „Pflegende und ihre Mitmenschen, Pflegende und die Berufsausübung, Pflegende und die Profession und Pflegende und ihre Kolleginnen" (DBfK, 2010, S. 4).

Die Fähigkeit die „Personenorientierung und die Perspektive der Organisation im pflegerischen Handeln gleichermaßen zu berücksichtigen und kritisch zu reflektieren" (Schwermann & Ostermann, 2013, S. 275) lässt sich neben der Fach- auch der Selbstkompetenz zuordnen. Denn Personenorientierung setzt Empathievermögen voraus. Das bedeutet, dass die Pflege dual Studierenden sich in den Pflegeempfänger und seine Situation hineinversetzen können, um die Gesunderhaltung oder die Krankheitsbewältigung individuell zu begleiten. Das Mitgefühl für die individuelle Perspektive des Pflegeempfängers bleibt dabei jedoch auf ein professionelles Maß von Nähe und Distanz begrenzt (vgl. Steins, 2005, S. 467). Um dieser erweiterten Anforderung zu entsprechen, befähigt sie ein umfassendes Situations- und Fall-verständnis und die Wahrnehmung der Einzigartigkeit einer jeden pflegerischen Situation. Es ist eine Kombination aus individuell angewendetem theoretischen und eher regelgeleiteten Wissen und einem ergänzenden Fallverstehen nötig. Denn nur „das Verstehen des ‚Falles' aus Sicht des ‚Falles" kann zu einer situativen Kompetenz führen und nur diese kennzeichnet professionelles Handeln" (Bartholomeycik, 2010, S. 135) aus. Neben der Sozialkompetenz kann die Fähigkeit, sich aktiv in das multi-professionelle Team einzubringen und die hohe zu erwerbende reflexive Kompetenz (vgl. Schwermann & Ostermann, 2013, S. 275) auch der Selbstkompetenz zugeordnet werden. Die Bereicherung des Teams durch die eigene Reflexionskompetenz und die Kollegen in ihrer Reflexionsfähigkeit zu unterstützen, ist eine signifikante Erweiterung der Selbstkompetenz. Dies gilt insbesondere dann, wenn Strukturfehler auftreten und Fehler unter Kollegen auffallen. Die „Verpflichtung zur Förderung des Wohls des Patienten impliziert, sich auch für dieses Wohl einzusetzen. Jedes Mittragen von Mängeln und Missständen verfestigt und unterstützt deren Vorhandensein" (Fölsch, 2012, S. 119). Das Studium in Pflege dual ist wesentlich dadurch geprägt, dass die Studierenden zu sogenannten „reflective practicioner" (WR, 2012, S. 78, Schwermann & Ostermann, 2013, S. 275) ausgebildet werden. Die Reflexionskompetenz ist ein bedeutender Teil alltäglichen und professionellen Handelns. Sie ermöglicht es, das pflegerische Handeln bewusster, gezielter und kontrollierter zu gestalten (vgl. Dewe, 2006, S. 33). Die Reflexion „erlaubt zu wissen, was man tut" (Dewe, 2006, S. 33).

Selbstreflexion ist zudem der bedeutende Schlüssel, „um die Kluft zwischen dem hohem Anspruch dem Patienten eine individuelle und qualitativ hochwertiger Pflege zukommen zu lassen und den Bedingungen der Praxisrealität zu überwinden (vgl. Johns, 2004, S. 52, 53). Dies lässt sich auch mit dem Begriff der „Ambiguitätstoleranz" (Klaus, 2008, S. 147) beschreiben. Zudem ist ein „reflektiertes, geplantes und methodisches Vorgehen" (Immenroth, 2011, S. 192) die Voraussetzung, um wissenschaftlich erworbenes Wissen in die pflegerische Praxis umsetzen zu können.

Eine weitere Erweiterung der Selbstkompetenz ist die zunehmende Übernahme von Verantwortung der Pflege im Versorgungsprozess des Patienten, damit der aktive Einbezug der persönlichen Bedürfnisse des Patienten gelingen kann (vgl. Johns, 2004, S. 221). Es kommt dabei nicht zuletzt darauf an, dass Pflegende sich mehr Verantwortung zutrauen (vgl. Schwermann & Ostermann, 2013, S. 277).

Zudem müssen Pflegende an Selbstvertrauen gewinnen, um sich aus den lähmenden hierarchischen Strukturen zu lösen. Sie sollten sich des Weiteren berufsübergreifend für bessere Arbeitsbedingungen engagieren (vgl. Johns, 2004, S. 221). Dies fordert auch der ICN Kodex für Pflegende. So sollen sich Pflegende z.B. in Berufsverbänden dafür engagieren, „dass sichere, sozial gerechte und wirtschaftliche Arbeitsbedingungen in der Pflege geschaffen und erhalten werden" (DBfK, 2010, S. 3).

3.2 Anforderungen heute und morgen: Neue Identitätsbildung in der Pflege

Das gegenwärtige Studienangebot im Gesundheitswesen ist sehr vielfältig und umfangreich. Schon jetzt drängen hochqualifizierte Fachkräfte auf den Arbeitsmarkt, die allesamt einen Beitrag zur Verbesserung der Strukturen des Gesundheitssystems leisten wollen. Sie bringen eine konfuse Masse spezialisierter Kompetenzen mit sich. Der akademische Abschluss in der grundständigen Pflege ist noch recht neu. Oftmals werden dazu duale Studiengänge angeboten (vgl. Schwermann & Ostermann, 2013, S. 275). Welche konkreten Veränderungen der Akademisierung der Gesundheitsberufe folgen, kann gegenwärtig schlecht eingeschätzt werden. Es kann sein, dass das akademische Potential auf dem Arbeitsmarkt der Gesundheitsberufe zu einer Konkurrenzsituation führt, z. B. bei der Inanspruchnahme spezieller Aufgabengebiete und

Verantwortungsbereiche. In einem derart komplexen Veränderungsprozess des Gesundheitssystems ist eine umfassende Auseinandersetzung mit dem gewohnten Berufsbild und den damit bislang verbundenen Berufsidentitäten unabwendbar (vgl. Gerlach, 2013, S. 13). Doch wie kann es – besonders in Bezug auf die akademisierte Pflege – gelingen eine gemeinsame Berufsidentität zu bilden und zu vertreten? Sind die Anforderungen an die akademisierten Pflegekräfte realistisch? Gerlach bezieht sich auf drei Dimensionen, um sich der „Konzeptualisierung der kollektiv geteilten professionellen Identität" (Gerlach, 2013, S. 116) anzunähern. Diese drei Dimensionen stehen in Wechselwirkung zueinander:

1. „Die Frage der Selbst- und Fremdwahrnehmung" (Gerlach, 2013, S. 117)

Die Selbst- und Fremdwahrnehmungen einer Berufsgruppe wirken wechselseitig aufeinander ein. Die Art und Weise wie eine Berufsgruppe von anderen Berufsgruppen wahrgenommen wird, hat einen hohen Einfluss auf die berufliche Selbstwahrnehmung der Gruppenmitglieder (vgl. Gerlach, 2013, S. 114, 115, 116, 117). Das Verhältnis zwischen Ärzten und Pflegekräften ist hierfür ein deutliches Beispiel. „Es scheint nach wie vor von den Pflegenden verinnerlicht, dass die einzig wichtigen Aufgaben der Gesundheitsversorgung in den Händen der Ärzten liegen" (Bartholomeycik, 2010, S. 144). Traditionell ausgebildete Pflegekräfte haben daher oftmals Probleme sich in den klinischen Alltagsstrukturen zu behaupten. Sie unterstehen in der Hierarchie bis heute der Ärzteschaft. Die Pflegekraft fühlt sich deutlich akzeptierter durch eine pflegerische und ärztliche Zusammenarbeit auf Augenhöhe. Ihre tägliche Arbeit, ihre berufliche Stellung und nicht zuletzt ihre Person wird somit von der höheren Hierarchiestufe wertgeschätzt. So ist es eine große Anforderung und auch Herausforderung an die akademischen Pflegekräfte, sich als Berufsgruppe signifikant nach außen hin darzustellen. Daher sollten Pflegeakademiker die anderen Gesundheitsfachberufe aktiv über die Akademisierung der Pflege aufklären und sich zudem öffentlich Gehör verschaffen. Dies scheint besonders den medizinischen Berufen gegenüber sinnvoll (vgl. Gerlach, 2013, S. 229). Denn nur so ist es Außenstehenden möglich die Pflege als bedeutende Expertise wahrzunehmen, der Stellung entsprechende Erwartungen an sie zu stellen und ihr neue Aufgaben zu übertragen. Durch die kollektive Identitätsfindung der Pflege und wird also sowohl in die Berufsgruppe hinein und gleichzeitig über institutionelle Grenzen hinweg, ein angemessenes Berufsbild vermittelt.

2. „Das Potential zur positiven Identifikation mit dem Beruf" (Gerlach, 2013, S. 117)

Die Pflegefachpersonen müssen vor dem Hintergrund des oben Dargestellten ein positives Bild zum eigenen Beruf aufbauen. Die Identifikation mit dem Beruf und die Bildung einer kollektiven Berufsidentität fällt den Pflegenden leichter, wenn die Selbst- und Fremdwahrnehmung übereinstimmen. Fehlen diese positiven Anreize, dann suchen die Personen der Berufsgruppe eine Alternative mit der sie sich als (berufliche) Person identifizieren können. In Bezug auf ein gemeinsames Berufsverständnis ist dies jedoch nicht zielführend (vgl. Gerlach, 2013, S. 117).

3. „Die psychosoziale Konsequenz des Expertentums" (Gerlach, 2013, S. 117)

Die dritte Dimension zur Entstehung einer gemeinsamen Berufsidentität steht mit den beiden Dimensionen in bedeutendem Zusammenhang. Gerlach geht davon aus, dass „die Ausprägung einer vollen Berufsidentität nur in den Berufen gelingen kann, die einen ausgeprägten Experten Status zulassen" (Gerlach, 2013, S. 113). Je mehr die Berufsgruppe in der Selbst- und Fremdreflexion als Experten wahrgenommen werden desto höher ist die Wahrscheinlichkeit, dass sich die einzelne Person mit ihrem Beruf und ihrer Berufsgruppe identifiziert (vgl. Gerlach, 2013, S. 114). Somit ist es eine weitere Anforderung an die Pflege dual Studierenden den Anspruch auf Expertise einzufordern und sich selbst als Experte in einem multiprofessionellen Team wahrnehmen und behaupten zu können.

Die oben beschriebene Haltung, als Berufsgruppe ein „Tätigkeitsmonopol" (Kälble, 2006, S. 221) anzueignen und sich dennoch – als akademisierte Pflegeperson – als Teil eines multiprofessionellen Teams zu sehen, ist eine hohe Anforderung. Damit den Pflege dual Studierenden der Aneignungsprozess gelingen kann, muss unter den Pflegeakademikerinnen eine gemeinsam geteilte Vorstellung entstehen (vgl. Gerlach, 2013, S. 118). Die gemeinsam formulierten und geteilten Definitionen und Werte können den akademischen Berufsanfängern als Orientierungsrahmen dienen. Akademisierte Pflegekräfte werden im Studium dazu befähigt, Wissen zu abstrahieren, anzuwenden und besonders zu reflektieren (vgl. Gerlach, 2013, S. 119). Dadurch wird eine kollektive Wissensbasis der Berufsgruppe geschaffen, die es zulässt, den eigenen Zuständigkeitsbereich zu definieren und zu kontrollieren (vgl. Kälble, 2006, S. 219). Die gemeinsame Wissensbasis allein reicht jedoch nicht aus, um eine gemeinsame professionelle Identität zu entwickeln. Ferner sind gemeinsam geteilte Erfahrungen wichtig, die akademisch ausgebildete Pflegende machen, in dem sie z.B. die gemeinsame Wissensbasis in ihre Haltung und das berufliche Handeln einfließen lassen. Diese Beeinflussung geschieht eher intuitiv und nur durch gezielte Reflexion der Personen benenn- und wahrnehmbar. Die ersten „strukturidentischen Erfahrungen" (Gerlach, 2013, S. 119) kann ggf. ein Hochschulstudium, also auch das Pflege dual Studium, ermöglichen (vgl. Gerlach, 2013, S. 120, 121).

4. Die Chancen der Pflege dual Studierenden

4.1 Die Chance auf einen gemeinsamen Erfahrungsraum und eine gemeinsame Identitätsfindung

Der Erfahrungsraum des Pflege dual Studiums ist die Grundlage für eine gemeinsame berufliche Identität der Studierenden. (vgl. Gerlach, 2013, S. 120, 121, siehe zudem Kapitel 3). Der akademische Orientierungsrahmen verdeutlicht den Pflege dual Studierenden den Zugewinn ihrer akademischen Ausbildung, um die pflegerische Versorgungspraxis verbessern zu können (vgl. Gerlach, 2013, S. 206). Die Studierenden erwerben ein gemeinsames Pflegeverständnis, das eine größtmögliche Autonomie des Patienten ermöglicht und den zielführenden Transfer pflegewissenschaftlicher Erkenntnisse in den pflegerischen Versorgungsprozess mit einbezieht (siehe Kapitel 3). Dieses Pflegeverständnis befähigt die Pflege dual Studierenden, den eigenen Versorgungsbeitrag am Genesungs- und Gesunderhaltungsprozess der Patienten zu definieren und für sich zu beanspruchen. Dies gelingt ihnen durch das umfassende fachliche und pflegetheoretische Wissen und die Fähigkeit, dieses Wissen der pflegerischen Situation angepasst zu reflektieren. Zudem ermöglicht das Studium einen kritischen und analytischen Blick auf die aktuellen, bisweilen hemmenden pflegerischen Versorgungsstrukturen (vgl. Gerlach, 2013, S. 206).

4.2 Die Chance auf Autonomie und einen zunehmenden gesundheitspolitischen Einfluss

Der demographische Wandel stellt die bestehenden Versorgungsstrukturen des deutschen Gesundheitswesens zunehmend in Frage. So wird die Berufsgruppe der Pflegenden zukünftig ein zentraler Ansprechpartner sein, diese Versorgungsstrukturen entsprechend anzupassen und zu verbessern. Damit sie diesen Beitrag leisten können, sind jedoch eine fundierte pflegerische Professionalität und ein effektiver Einfluss auf gesundheitspolitische Strukturen notwendig (vgl. Decker, 2013, S. 292). Durch das Studium in Pflege dual hat der zukünftige Absolvent die Chance, die direkte Pflege am Patienten Pflege zu professionalisieren, indem er aktiv seine Rolle als „reflective practicioner" (WR, 2012, S. 78) wahrnimmt. Wird diese zunehmende Expertise von der Gesellschaft wahrgenommen, entwickelt sich die kollektive professionelle Identität der

Pflege weiter (vgl. Gerlach 2013, S. 117). Mit einer entsprechenden Darstellung in die Gesellschaft hinaus und in die eigene Berufsbranche hinein, erhöhen sich die Chancen auf mehr Autonomie des gesamten Berufsstandes. „Staatlich geschützt sind nach wie vor ausschließlich die Berufsbezeichnung und nicht die Ausübung krankenpflegerischer Tätigkeiten. Damit hat die Pflege zwar einen Schritt in Richtung auf mehr nach Selbstständigkeit vollzogen, den entscheidenden Schritt in Richtung Autonomie – das angestrebte Tätigkeitsmonopol – hat sie jedoch nicht erreicht"(Kälble, 2006, S. 222).

Damit die Pflege autonom handeln und ihre eigenen Vorstellungen und Maximen umsetzten kann, muss sich gesundheitspolitisch die Etablierung einer Pflegekammer durchsetzen. Die Pflegekammer ist „ein Instrument, die Menschen vor unsachgemäßer Pflege zu schützen – der Staat überträgt der Pflege die Aufgabe, dafür zu sorgen" (DBfK Nordwest e.V., 2010, S. 3). Pflegende sind die Experten ihres Faches und dürfen nicht länger fremdbestimmt werden. Bestenfalls haben Pflegefachpersonen den erforderlichen kritischen und multiperspektivischen Blick, der es erlaubt, die pflegerischen Strukturen zu analysieren, anzupassen und ggf. zu verbessern. Dies gilt ebenso für die Verteilung der finanziellen Mittel. Aus diesem Grund ist es zwingend notwendig dem Berufsstand entsprechende Autonomie zuzugestehen. Die Etablierung von Pflegekammern ist ein wichtiger und überfälliger Schritt in diese Richtung. Die Registrierung aller pflegenden Personen durch die Pflegekammer könnte die Ressourcen und Defizite in Fort- und Weiterbildung des Berufsstandes abbilden und der Personalbedarf könnte autonom und gezielt gesteuert werden (vgl. DBfK Nordwest e.V., 2010, S. 3, 4, 5). Eine weitere wichtige Aufgabe der Pflegekammer ist die eigenständige Steuerung der Ausbildung. Dazu gehört die eigenständige Organisation und Durchführung des Staatsexamens. Durch die Etablierung einer Pflegekammer bleibt zudem die Gewährleistung von verbesserter Pflege- und Versorgungsqualität in den eigenen Händen der Pflege (vgl. DBfK Nordwest e.V., 2010, S. 3, 4, 5). Dies ist ein Grund mehr, „das Projekt ‚Einrichtung von Pflegekammern' "(Bollinger, Gerlach & Grewe, 2006, S. 77) aus dem Zustand der Stagnation zu lösen und real umzusetzen (vgl. Bollinger, Gerlach & Grewe, 2006, S. 77).

4.3 Die Chancen auf mehr Gehalt

Aktuell werden Pflegende mit akademischen Abschlüssen nicht besser bezahlt als ihre traditionell ausgebildeten Berufskollegen (vgl. Decker, 2013, S. 293). „Grundsätzlich richtet sich die Eingruppierung der Beschäftigten nach der auszuübenden Tätigkeit, unabhängig vom Niveau der Ausbildung" (Bühler 2013, S. 260). Es gilt sprichwörtlich der Grundsatz ‚Gleiches Geld für gleiche Arbeit'. Die Absolventen des Studiengangs Pflege dual erhalten also grundsätzlich kein höheres Gehalt. Werden sie jedoch in Arbeitsbereichen mit gehobenen pflegerischen Anforderungen eingesetzt, können sie auf einer besseren Verhandlungsbasis entsprechend höheres Gehalt einfordern. Bringen sie ihre akademischen Fähigkeiten gut begründet in das multiprofessionelle Team mit ein und machen sie ihre besondere Leistung transparent, sind die Arbeitgeber dazu bereit „über leistungsorientierte Modelle Anreize [zu] schaffen." (Decker, 2013, S. 293). Die Vereinte Dienstleistungsgesellschaft (ver.di) würde die Hochschulabsolventen der Pflege in tariflichen Verhandlungen stark unterstützen (vgl. Bühler, 2013, S. 260). Eine Grundvoraussetzung dafür ist jedoch, dass die akademisierte Pflege ihr Tätigkeitsfeld und Zuständigkeitsbereich klar definiert und vertritt (vgl. Bühler, 2013, S. 260).

4.4 Die Chancen auf dem Arbeitsmarkt

Das Studium in Pflege dual ermöglicht den Absolventen die Aussicht auf ein breites pflegerisches Arbeitsfeld in der Pflegebranche. Das generalistisch angelegte Studien-konzept bedient die Anforderungen des Arbeitsmarktes (vgl. Gerlach 2013, S. 60). „Durch die duale Grundständige Pflegeausbildung an einer Hochschule mit einem entsprechenden ersten akademischen Abschluss wird der Grundstein für eine Vielzahl von Möglichkeiten in der weiteren beruflichen Karriere gelegt" (Decker, 2013, S. 292). Der Bedarf an höher qualifiziertem, fachpflegerischem Personal steigt steig an und erfordert zunehmende Expertise in Steuerungs-, Planungs- und Koordinationsfragen der direkten Pflege (vgl. Görres, 2008, S. 448). „Wichtig scheint mir, dass das durch die Hochschule erworbene Mehr an Wissen direkt am Patienten und in den Stationsteams ankommt" (Decker, 2013, S. 292). Die Integration in das multiprofessionelle Team kann Deckers Ansicht nach durch folgende Aufgaben erfolgen: Die Koordination bedeutender Schnittstellen, dem Management des Versorgungsprozesses mit Einbezug der Individualität eines jeden Pflegeempfängers sowie der kritischen Analyse von gewohnten Versorgungsstrukturen (vgl. Decker, 2013, S. 293). Das Forschungsprojekt Implementationsforschung Pflege Dual evaluiert den ersten Durchlauf des Bachelor-studienganges in ‚Pflege Dual' der Katholischen Fachhochschule in München (vgl. Lüftl & Kerres, 2012, S. 62). In die Stichprobe des Forschungsprojekts sind 38 Pflegedienstleitungen der Einrichtungen mit einbezogen, in denen die Studierenden in ‚Pflege Dual' den praktischen Teil ihrer Ausbildung absolvieren (vgl. Lüftl & Kerres, 2012, S. 65). Die Pflegedienstleitungen wurden ein Jahr nach dem Beginn des Studiums ‚Pflege Dual' dazu befragt, ob und in welchem Rahmen sie dazu bereit sind, die Absolventen schon nach dem ersten Studienabschnitt (nach dem bestandenen Staatsexamen und ungefähr ein Jahr vor Studiumsabschluss) in ihren Einrichtungen einzustellen (vgl. Lüftl & Kerres, 2012, S. 77). So können sich etwas mehr als ein Drittel (37,5%) der Pflegedienstleitungen vorstellen, die Studierenden auf Teilzeitbasis einzustellen (vgl. Lüftl & Kerres, 2012, S. 77). Das ermöglicht den Studierenden schon nach dem ersten Studienabschnitt Erfahrungen in ihrem neuen Beruf zu sammeln. Die Einsatzbereiche von akademischen Pflegefachpersonen (nach Beginn des zweiten Studienabschnittes und nach Vollendung des Studiums) ergeben sich aus der genannten Untersuchung wie folgt: 37,5% der Pflegedienstleitungen gaben an, dass sie die Absolventen direkt in der Pflege einsetzen möchten. Von diesen 37,5% ziehen es wiederum 12,5% in Betracht die Absolventen in der Rolle einer Primary Nurse in der direkten Pflege einzusetzen. Das Prinzip des Primary Nursings ist eine patienten-orientierte und personengebundene Variante der Bezugspflege, um die Prozesse im pflegerischen Alltag zu optimieren und Risiken zu minimieren. Diese Art der Bezugspflege stammt aus den USA und wurde in den 1960er Jahren von Marie Manthey entwickelt (vgl. DBfK, 2008, S. 3, 4). Das Interesse an diesem Pflege-organisationsmodell nimmt gegenwärtig bei der zunehmenden Leistungsdichte in Pflegeberufen wieder zu (vgl. DBfK, 2008, S. 3)

Weitere 18,8% der befragten Pflegedienstleitungen wollen die akademisch quali-fizierten Pflegepersonen in Bereichen des Qualitätsmanagements einsetzen. Zudem beabsichtigen 12,5% die Absolventen mit Aufgaben des Case Managements zu beauftragen (vgl. Lüftl & Kerres, 2012, S. 77).

Das Forschungsprojekt „Implementationsforschung Pflege Dual" (Lüftl & Kerres, 2012, S. 62) ergab zudem, dass die Studierenden zu 66,6% schon heute positiv in den pflegerischen Teams aufgenommen werden (Lüftl & Kerres, 2012, S. 76).

Die Absolventen in Pflege dual können zudem das Instrument der Pflegevisite effektiv und patientenorientiert gestalten. Im Rahmen der Patientenberatung und Schulung können sie ihr umfassendes salutogenetisches Pflegeverständnis gezielt in den Prozess mit einbringen. Die Einstufung in die entsprechende Pflegestufe eines pflegebedürftigen Menschen des Medizinischen Dienstes der Krankenversicherung (MDK) könnte durch die akademischen Pflegefachpersonen begleitet und unterstützt werden. Zudem werden die Studierenden in Pflege dual dazu befähigt, die nationalen Expertenstandards dem eingesetzten Fachbereich entsprechend zu prüfen und gemeinsam mit dem multi-professionellen Team umsetzen (vgl. Schwermann & Ostermann, 2013, S. 276).

Weitere Verantwortungsbereiche für die Absolventen in Pflege dual ergeben sich durch die „Richtlinie des Gemeinsamen Bundesausschusses (GBA) über die Festlegung ärztlicher Tätigkeiten zur Übertragung auf Berufsangehörige der Alten- und Kranken-pflege zur selbständigen Ausübung von Heilkunde im Rahmen von Modellvorhaben nach § 63 Abs. 3c SGB V" (Gemeinsamer Bundesausschuss, 2012, S. 3). Die Richtlinie „sieht vor, dass ärztliche Tätigkeiten auf Pflegefachkräfte übertragen und modellhaft erprobt werden können. Der gesetzliche Rahmen für die hierzu notwendige, weitergehende Qualifikation ist 2008 durch eine Ergänzung der bestehenden Berufegesetze der Alten- und Krankenpflege geschaffen worden. Formal kann die Zusatzqualifikation auf Hochschul- und Fachschulebene angeboten werden" (Deutsche Gesellschaft für Pflegewissenschaft (DGP), 2012, S.1). Die Richtlinie unterscheidet dabei diagnose- und prozedurbezogene Tätigkeitsbereiche. „Heilkundliche Tätigkeiten diagnosebezogen" (GBA, 2012, S. 6) schließen z.B. die Umsetzung des Therapieplans in Bezug auf chronische Wunden oder die Planung einzuleitender Interventionen bei der Verdachtsdiagnose Hypertonus mit ein (vgl. GBA, 2012, S.15, 22). Im Rahmen der prozedurbezogen heilkundlichen Tätigkeiten sind z.B. die Durchführung von Case- und Patientenmanagement und Tätigkeiten, die mit der Infusionstherapie in zusammen-hängen, mit eingeschlossen (vgl. GBA, 2012, S. 27, 35). Die Tätigkeitsbereiche werden teilweise heute bereits von nicht akademisierten Pflegefachpersonen durchgeführt, da diese Gegenstand der theoretischen und praktischen Berufsausbildung sind. Daher ist die oben beschrieben Richtlinie kritisch zu betrachten. Von nun an ist die dreijährige Ausbildung als Qualifikation nicht mehr ausreichend, um diese Tätigkeiten durchzuführen (vgl. DGP, 2012, S. 2). Die akademische Qualifikation der Absolventen in Pflege dual kann die notwendige Professionsstufe sein. Dies eröffnet ihnen ein erweitertes und verantwortungsvolleres Tätigkeitsfeld und entkräftet zudem die Argumente der politisch ärztlichen Diskussion (vgl. Schwermann & Ostermann, 2013, S. 277). Die Übernahme von ärztlichen Tätigkeiten wertet das Ansehen der Pflege jedoch nicht automatisch auf (vgl. Bartholomeycik, 2010, S. 144). Das pflegerische Handeln unterscheidet sich wesentlich vom Tätigkeitsbereich der Ärzte. Die Pflege- und die Ärzteschaft müssen sich jedoch beide gezielt ergänzen, um einen erfolgreichen Beitrag an der Gesundheit der Menschen zu können (vgl. Bartholomeycik, 2010 S. 138). Daher ist es von grundlegender Bedeutung, dass sowohl die Ärzteschaft als auch die Pflege reflexiv mit den Überscheidungsbereichen umgeht. Dabei dürfen und müssen sie jeweils ihre eigene und fachspezifische Expertise beibehalten (vgl. Bartholomeycik, 2010, S. 138). Bei der Erweiterung des pflegerischen Tätigkeitsfeldes durch die Übernahme ärztlicher Tätigkeiten darf eine Entlastung von entsprechenden anderen pflegerischen Aufgaben nicht unberücksichtigt bleiben (vgl. Görres, 2008, S. 449).

Nicht zuletzt haben die Absolventen in Pflege dual zukünftig die berufliche Chance, weitere eigene Tätigkeitsfelder und Aufgabenbereiche zu definieren, die auch heute noch von keiner anderen Berufsgruppe im Gesundheitswesen beansprucht wird (vgl. Schwermann & Ostermann, 2013, S. 277).

4.5 Die Chance den hohen Anforderungen gerecht zu werden

Das Pflege dual Studium ist anwendungsorientiert und praxisnah, schließt jedoch neben zweckdienlichen Inhalten den Spielraum der „zweckfreien Bildungskomponenten" (Klaus, 2008, S. 145) mit ein. Durch diese Perspektivverschränkung erhalten die Studierenden in Pflege dual die realistische Chance berufs- und handlungsfähig zu werden und zu bleiben. Dies gelingt ihnen nicht zuletzt durch den Erwerb der Schlüsselkompetenzen, um „erfolgs- und verantwortungskritische Reflexion zu schaffen" (Klaus, 2008, S. 146). Damit gemeint sind die Fertigkeiten, „die zwar in einem bestimmten Arbeitsprozess erlernt und trainiert werden können, die aber gerade nicht an diesen Prozess gebunden sind, sondern auf neue Arbeitsbereiche übertragen werden können" (Klaus, 2008, S. 146). Die FH Münster wird den Anforderungen an ein erfolgreiches Employability Prinzip zudem dadurch gerecht, da der Studiengang Pflege dual gemeinsam mit den Leitungen der kooperierenden Pflegefachschulen entwickelt wurde. So ist sowohl die Perspektive der ‚Ausbilder' als auch der zukünftigen potentiellen Arbeitgeber mit einbezogen. Die potentiellen Arbeitgeber mit einzubeziehen und die Verankerung der entsprechenden Kompetenzanforderungen in das Curriculum sind wesentliche Faktoren, damit das Employability Prinzip nachhaltig ist (vgl. Rump & Völker, 2007, S. 114). So sind die Absolventen in Pflege dual für die hohen, komplexen und sich stets verändernden Anforderungen auf dem Arbeitsmarkt vorbereitet. Sie haben die Chance, sich im Berufsalltag als selbstwirksam zu erfahren. „Selbstwirksamkeit bezeichnet also die subjektive Gewissheit, neue oder schwierige Anforderungen auf Grund eigener Kompetenzen bewältigen zu können. Dazu gehört nicht nur die Zuversicht, ein Erfolg versprechendes Verhalten auszuführen, sondern auch durchhalten zu können, wenn Schwierigkeiten und Hindernisse beharrliche Strategien zur Zielerreichung erforderlich machen" (Jerusalem, 2005, S. 438). Das Erleben von Selbstwirksamkeit wirkt sich immer positiv aus. Es beeinflusst den persönlichen Motivationsgrad, das persönliche Empfinden und das Verhalten (vgl. Jerusalem, 2005, S. 438, 439). Selbstwirksame Erfahrungen können die Pflege dual Studierenden machen, wenn sie die wissenschaftlichen Methoden erfolgreich in die mit einbeziehen oder durch die Entwicklung und Implementierung effizienterer pflegerischer Versorgung.

Eine weitere Chance den hohen Anforderungen gerecht zu werden, erhalten die Studierenden in Pflege dual durch die Vermittlung des Empowerment Ansatzes. „Empowerment umfasst Strategien und Maßnahmen, die Menschen dabei helfen, ein selbstbestimmtes und unabhängiges Leben zu führen. Durch Empowerment sollen sie in die Lage versetzt werden, ihre Belange zu vertreten und zu gestalten" (Bundesministerium für wirtschaftliche und Zusammenarbeit und Entwicklung, n.d., Internet). Die Pflege dual Studierenden erlernen Strategien, damit sie ihre Vorstellung von qualitativ hochwertiger Pflege umsetzen und ihre Haltung vor Dritten professionell vertreten können. Darin besteht eine die große Chance, sich kritisch reflektiert von der standardisierten zur individuellen Pflege hin zu orientieren (vgl. Gerlach, 2013, S. 62). Die Kenntnisse über den Empowermentansatz ermöglichen es den Studierenden in Pflege dual zudem die eigenen Grenzen zu wahrzunehmen und Unterstützung einzufordern. Dazu werden die Studierenden z.B. in der Methode der kollegialen Beratung geschult. Die „kollegiale Beratung ist ein strukturiertes Beratungsgespräch in einer Gruppe, in dem ein Teilnehmer von den übrigen Teilnehmern nach einem feststehenden Ablauf mit verteilten Rollen beraten wird mit dem Ziel, Lösungen für eine konkrete berufliche Schlüsselfrage zu entwickeln" (Tietze, 2010, S. 11). Die kollegiale Beratung wird tonusgemäß zum Beginn jeder Präsenzwoche durchgeführt. Die Studierenden reflektieren in diesem Rahmen die oftmals ‚harte' Arbeitsrealität und unterstützen sich gegenseitig in der Findung von individuellen Lösungsstrategien (vgl. FH Münster, 2012, Informationsflyer, Internet). Die Studierenden erhalten zudem Unterstützung bei der Bearbeitung der Studienbriefe durch Lerncoaches. In jedem Studienjahrgang werden an jeder Ausbildungsstätte ein bis zwei Lerncoaches eingesetzt (vgl. FH Münster, 2012, Informationsflyer, Internet).

4.6 Die Chance auf fortschreitende Professionalisierung der Pflege

Die professionelle Pflege zeichnet sich aus durch pflegerische Leistungen, die auf wissenschaftlichen Kenntnissen beruhen und den Pflegeempfänger direkt erreichen (vgl. Bollinger, Gerlach & Grewe, 2006, S. 89). „Diese Patientenzentriertheit meint keineswegs nur aber auch Körpernähe. Sie bildet den Kern der pflegebezogenen Dienstleistungen, die Spezialität der Pflege, die ihr einen Vorsprung gegenüber allen anderen Berufsgruppen verschafft" (Bollinger, Gerlach & Grewe, 2006, S. 89, 90). Professionalität zeichnet sich dadurch aus, einen erfolgreichen und effektiven Theorie-Praxistransfer umsetzen zu können. Ein solches Professionsverständnis und die dazugehörigen Kompetenzen werden im situationsbezogenen, praktischen und beruflichen Handeln jedes einzelnen sichtbar (vgl. Dewe, 2006, S. 24). Ein solches professionelles Handeln ist erst durch die Verknüpfung von regelgeleitetem Fachwissen und einem umfassendem Fallverständnis möglich (vgl. Bartholomeycik, 2010, S. 135). Die Pflege ist durch die direkte und wechselseitige Beziehung zwischen Pflege-empfängern und Pflegefachperson geprägt und kann folglich zu den Professionen gezählt werden (vgl. Dewe, 2006, S. 24). Pflegerische Professionalität geht zudem damit einher, dass sich das professionelle Wissen der Berufsgruppe aus den organisatorischen Strukturen ableiten lässt, in denen das Handeln statt findet. Haben Pflegende eine hohe Reflexionskompetenz, sind sie in der Lage diese Art von professionellem Wissen abzuleiten, kritisch zu hinterfragen und die eigenen Arbeitsstrukturen zu steuern und zu verändern. Das tägliche pflegerische Handeln wird dann begründbar, bewusster und professioneller (vgl. Dewe, 2006, S. 33). Die Pflege dual Studierenden erlernen während ihres Studiums die entsprechenden Fähigkeiten, um dem Anspruch und Verständnis von professioneller Pflege gerecht zu werden. Dies geschieht durch die Erweiterung der beruflichen Handlungskompetenz, die Steigerung ihrer reflexiven Haltung und die Vermittlung von wissenschaftlichen Methoden, um flexible Lösungsstrategien entwickeln zu können. Die pflegerische Praxis ist auf die Akademisierung angewiesen, um sich weiter professionalisieren zu können, denn dieses Berufsfeld benötigt ein wachsendes wissenschaftlichen Fundament und eigene, prägnante Ziele (vgl. Gerlach, 2013, S. 229). Zudem könnte die Bildung einer kollektiven Berufsidentität ein zusätzlicher „Motor der Professionalisierungs-bemühungen" (Gerlach, 2013, S. 115) sein. Dies ist zwingend erforderlich, wenn sich die Pflege als Experte in das multiprofessionelle Team wirksam einbringen möchte und dessen Expertise explizit verlangt und gebraucht wird. „Denn Interdisziplinarität setzt eine klare monodisziplinäre Identität und eine ebensolche professionelle Orientierung voraus. Dies gilt auch für die Pflegewissenschaft. Sie ist ohne starke monodisziplinäre Identität unmöglich" (Meleis, 2011, S. 747). Eine grundständige Professionalisierung der Pflege geht mit der Beanspruchung für bestimmte Probleme des Gesundheits-wesens, der alleinigen Zuständigkeit und autonomen Entscheidungen einher (vgl. Kälble, 2006, S. 219). Das autonome Handeln der sogenannten Professionals bezieht sich auf die individuelle und die kollektive Ebene. „Individuell durch die Bindung an professionsspezifische universalistische moralische Prinzipien wie Wahrheit, Gerechtigkeit, Fürsorglichkeit, und Wohlwollen. Kollektiv durch die Organisation und Überwachung der Ausbildung und Tätigkeit der Professionals durch deren Berufsverbände" (Lempert, 2009, S. 128, 129).

Die Zuständigkeitsbereiche der professionellen Pflege müssen in allen Bereichen des Prozesses der Versorgung eines Menschen Einfluss nehmen und schließen somit die

Prävention, die Rehabilitation, die Kuration und die Palliativversorgung mit ein (vgl. Bartholomeycik, Bienstein & Schaeffer, 2013, S. 156, 157). Neben der Definition der Zuständigkeitsbereiche „bedarf es jedoch der Stärkung pflegerischer Kompetenz, also einer Anpassung der Aus- Fort- und Weiterbildung und der akademischen Qualifizierung, um die fachlichen Voraussetzungen zur Wahrnehmung von bislang eher randständigen Aufgabenbereichen zu schaffen" (Bartholomeycik, Bienstein & Schaeffer, 2013, S. 156, 157). Das Studium in Pflege dual leistet einen wichtigen Beitrag, um die Pflege weiter zu professionalisieren, denn die Akademisierung der Pflege stellt für den Professionalisierungsprozess ein „wesentliches Element" (Bollinger, Gerlach & Grewe, 2006, S. 83) dar. Nordrhein-Westfalen und Berlin sind den ersten Schritt gegangen, das Pflegepersonal direkt für die pflegerische Versorgung akademisch zu qualifizieren. Diese Modellstudiengänge machen aktuell jedoch erst 10% der gesamten pflegerischen Studiengänge aus. Dies gilt es in Zukunft zu erweitern. Die primär qualifizierenden Studiengänge müssen stark an Bedeutung und Quantität gewinnen, damit die Pflege sich weiter nachhaltig und zukunftsorientiert professionalisieren kann (vgl. Gerlach, 2013, S. 229). Einen Anfang macht das Pflege dual Studium in diese zukunftsorientierte Richtung und ergreift dadurch die Chance, die Pflege weiter zu professionalisieren. Dies gelingt nicht zuletzt dadurch, dass die Absolventen dieses Studiengangs ihre Kompetenzen in der direkten Pflege unter Beweis stellen können (vgl. Immenroth, 2011, S. 191).

5. Die Konfliktfelder der Pflege dual Studierenden

Im Folgenden werden sowohl aktuelle als auch zukünftige mögliche Konfliktfelder der Studierenden in Pflege dual dargestellt.

5.1 Fehlende Vorbilder

Der Transfer der theoretischen Studieninhalte in die pflegerische Praxis ist für die angehenden Pflegeakademikerinnen eine hohe Herausforderung. Noch sind sie in diesem Punkt überwiegend auf sich alleine gestellt, da ihnen in der aktuellen Pflegepraxis Pflegeakademiker mit wissenschaftlich fundierter Berufserfahrung als Vorbild fehlen (vgl. Gerlach, 2013, S. 231). „Mit der Entscheidung für ‚Pflege Dual' haben die Schülerstudierenden den Mut unter Beweis gestellt, die Mehrfachbelastung von Ausbildung und Studium auf sich zu nehmen, obwohl in den kooperierenden Pflegeeinrichtungen noch keine akademisch ausgebildeten Pflegepraktiker eingesetzt und somit keine Beispiele für die Arbeitsmarkteinmündung vorhanden sind" (Lüftl & Kerres, 2012, S. 54). Vorbilder sind bislang die Praxisanleiter für die traditionell ausgebildeten Mitschüler und die Pflege dual Studierenden (vgl. Mamerow, 2010, S. 51). „Praxisanleitung führt Begründungen und Handeln zusammen, ruft Begründungen für das Handeln in der Praxis ab [und] macht Begründungszusammenhänge bewusst" (Rüller, 2009, S. 4). Praxisanleiter nehmen eine bedeutende Vermittlerrolle zwischen Theorie und Pflegepraxis ein (vgl. Mamerow, 2010, S. 3). Dazu müssen sie entsprechend berufspädagogisch qualifiziert werden (vgl. Mamerow, 2010, S. 6). Die Anforderungen an die Praxisanleiter sind sehr hoch und stehen in hoher Eigen-verantwortung sich regelmäßig mit den Erkenntnissen der Pflegewissenschaft und den Bezugswissenschaften der Pflege auseinanderzusetzen (vgl. Mamerow, 2010, S. 80). Ihre Belastungssituation lässt es kaum zu, dass sie ihre berufliche Kompetenz zusätzlich erweitern, um speziell die Pflege dual Studierenden gezielt im Theorie- Praxistransfer zu unterstützen. So fällt es den Praxisanleitern bereits neben ihren bisherigen vielfältigen Aufgaben und Anforderungen schwer ein befriedigendes Gleichgewicht herzustellen (vgl. Mamerow, 2010, S. 4). Die Pflege dual Studierenden müssten durch Praxisanleiter mit akademischen Abschluss in der praktischen Ausbildung begleitet werden. Eine Alternative dazu ist es, die Praxisanleiter entsprechend zu schulen und aktiv in das Planungskonzept für die praktische Ausbildung der Pflege dual Studierenden mit einzubeziehen. Diese Maßnahmen könnten den Praxisanleitern das „klinische Qualifikationsprofil und die Anforderungen an höhere Eigenständigkeit der neuen akademischen Pflegefachkräfte vermitteln" (Moers, Schöniger & Böggemann, 2012, S. 244).

5.2 Rollenkonflikte

Die Studierenden in Pflege dual haben die Aufgabe, als Zugehörige der ‚Profession Pflege', „lebenswichtige soziale und individuelle Krisen und Probleme vorbeugend und heilend [zu] bearbeiten, die in modernen Gesellschaften immer wieder auftreten" (Lempert, 2009, S. 128). Die gehobenen Anforderungen setzten einen konstruktiven und selbstreflexiven Umgang mit sich und der beruflichen Rolle voraus, denn die Umsetzung der an sie gestellten Anforderungen erfordert die Fähigkeit, Rollenkonflikte und widersprüchliche Situationen erfolgreich bewältigen zu können (vgl. Lempert, 2009, S. 128, 129). Die Studierenden in Pflege dual arbeiten parallel als Auszubildende in der Gesundheits- und Krankenpflege, der Gesundheits- und Kinderkrankenpflege oder der Altenpflege und sind zusätzlich als Studierende in der Fachhochschule Münster eingeschrieben. Sie sozialisieren sich als Auszubildende in der Ausbildungsstätte, in der pflegerischen Praxis und als Studierende der Fachhochschule. Die „Sozialisation findet vorwiegend in sozialen Rollen statt und soll zum Handeln in diesen sowie verwandten Rollen befähigen" (Lempert, 2009, S. 130). So birgt einerseits das Wirken als Zugehöriger einer Profession und andererseits die Anforderung, jedem der Ausbildungs- und Studienort gerecht zu werden entsprechendes Potential für Rollenkonflikte. Rollenkonflikte entstehen leichter, wenn die Vorschriften an eine bestimmte Rolle nur unpräzise oder wage beschrieben sind und der Rollenträger dadurch wenig Orientierung für sein Handeln findet (vgl. Lempert, 2009, S. 131). Diese Rollenkonflikte lassen sich unterscheiden in intrapersonelle und interpersonelle Rollenkonflikte. Intrapersonelle Rollenkonflikte entstehen durch gegensätzliche Erwartungen an eine Rolle (vgl. Doehlemann, 2004, S. 44). So kann z.B. die Rolle des Pflege dual Studenten als widersprüchlich empfunden werden, denn in der praktischen Ausbildung mischen sich die Studierenden unter die Gruppe der traditionellen Auszubildenden. In der

Pflegepraxis sind bislang keine Vorbilder, wie z.B. akademisierte Praxisanleiter als Vorbilder vorhanden (siehe oben). Folglich kann im praktischen Ausbildungsanteil die Fähigkeit zum wissenschaftlicheren Arbeiten nicht vorausgesetzt werden. Zugleich wird jedoch von den Studierenden, besonders während der Präsenzphasen an der Fachhochschule und während der Eigenstudienzeit, wissenschaftliches Arbeiten und gehobenes Abstraktionsvermögen verlangt, damit die Studieninhalte in der späteren Berufspraxis erfolgreich umgesetzt werden können. Ein weiterer Intrarollenkonflikt der späteren Absolventen in Pflege dual entsteht, wenn die Strukturen des pflegerischen Berufsalltags die Verwirklichung einer patientenorientierten Versorgung erschweren. Der hohe wissenschaftliche und kritisch reflexive Anspruch an sich selbst und die Erwartung von außen sich den gewohnten Routinen anzupassen würden dann im großen Widerspruch zueinander stehen. Aufgrund des Personalmangels und der damit verbundenen Arbeitsdichte einer Pflegefachperson müssen im Arbeitsalltag Prioritäten gesetzt werden. So war beispielsweise im Jahr 2009 eine Pflegevollkraft in Vorsorge- und Rehabilitationseinrichtungen täglich im Bundesdurchschnitt für die Versorgung von ‚33 Betten' zuständig (vgl. Böhm, 2011, S. 229). Dies konfrontiert die Pflegenden mit Entscheidungsdilemmata, die oftmals ‚Bauchentscheidungen' erzwingen (vgl. Pasch, 2013, S. 580, 581). „Die Verantwortung für eine nicht erbrachte Pflegemaßnahme zu übernehmen, fällt umso schwerer, wenn ich für die Rahmenbedingungen, die mich an der Ausführung hindern, nicht verantwortlich bin" (Pasch, 2013, S. 581).

Interpersonelle Rollenkonflikte hingegen entstehen, wenn widersprüchliche Erwartungen an die unterschiedlichen Rollen gestellt werden (vgl. Doehlmann, 2004, S. 44). Studierende in Pflege dual sind ‚dual' gefordert – in Ausbildung und Studium zugleich (vgl. Lüftl & Kerres, 2012, S. 54). Einen großen Teil der Studieninhalte erarbeiten die Studierenden selbstständig mit Hilfe der Studienbriefe. Die Studierenden investieren also einen erheblichen Anteil ihrer durch den Schichtdienst ohnehin knapp bemessenen Freizeit. Sie sind wesentlich auf das Verständnis und die Unterstützung ihrer Bezugspersonen angewiesen. Fehlt dies oder lässt sich das duale Studium nicht immer mit dem Privatleben vereinbaren, entstehen Interessenkonflikte zwischen der Pflege dual Studierenden und dem Privatleben.

Daneben birgt der zu erwerbende akademische Titel ebenfalls Verunsicherung. Es besteht die Gefahr, dass die Absolventen zwischen den oben beschriebenen Orientierungspunkten schwanken (vgl. Gerlach, 2013, S. 140). „Sie scheinen auf der Suche nach den Grenzen ihres Berufs und fühlen sich als ‚Zwitter' oder als ‚Sandwich'" (Gerlach, 2013, S. 140). So setzen die Absolventen ihren akademischen Titel meist in ausgewählten und Situationen ein. Sie machen ihre akademische Identität eher z.B. gegenüber Medizinern deutlich, um diese beispielsweise von einer bestimmten Versorgungsmaßnahme zu überzeugen. Im pflegerischen Team hingegen soll eher die enge Verbindung zur traditionell ausgebildeten Berufsgruppe und ihre praktische Kompetenz vermittelt werden (vgl. Gerlach, 2013, S. 141, 142). Dieses Phänomen kann als „Chamäleon-Effekt" (Gerlach, 2013, S. 140) beschrieben werden. „Gemeint ist das Verhalten der Pflegeakademikerinnen, welches an das überaus anpassungsfähige Chamäleon erinnert. Dieses Tier hat die Fähigkeit, sich durch einen Farbwechsel seiner Umwelt so weit anzupassen, dass es mit seiner Umgebung verschmilzt. ... Der Farb-wechsel [dient] dem Chamäleon zur Kommunikation" (Gerlach, 2013, S. 141). Das gezielte Einsetzten oder Zurückhalten des akademischen Titels scheint den Pflege-akademikern mühelos zu gelingen und Vorteile zu verschaffen. Diese Vorgehensweise ist jedoch problematisch. „Man stelle sich hier beispielsweise eine Architektin, Bäckerin, Lehrerin etc. vor, die ihre Antwort auf diese Frage [nach dem Berufstitel] vom Kontext abhängig macht" (Gerlach, 2013, S. 142).

5.3 Skepsis und Unkenntnis gegenüber dem Pflege dual Studium

Pflegende mit akademischem Abschluss handeln im Berufsalltag kritisch reflektiert. Sie setzen ihre Vorstellung von qualitativ hochwertiger Pflege um und vertreten diese Haltung dritten gegenüber selbstbewusst und wissenschaftlich argumentierend (vgl. Gerlach, S. 62). Damit erregen sie die Aufmerksamkeit ihrer Kollegen im multi-professionellen Team (vgl. Gerlach, S. 62). Diese Aufmerksamkeit scheint eine gewisse Skepsis der traditionell ausgebildeten Pflegenden auszulösen. Besonders Berufs-einsteiger müssen sich einer kritischen Musterung der Kollegen unterziehen und ihre Kompetenzen unter Beweis stellen. Eine ‚akademisierte Pflegerin' (mit ergänzenden Fähigkeiten) wird eher akzeptiert als eine ‚pflegende Akademikerin' (Theoretiker). Dies gilt ebenso für den Fall, dass eine akademisierte Pflegekraft anspruchsvollere Aufgaben zugeteilt bekommt oder eine höhere Position in der Gesamthierarchie einnimmt (vgl. Gerlach 2013, S. 61). Das Studium in Pflege dual wird jedoch nicht ausschließlich durch die eigene Berufsgruppe kritisch gesehen oder missverstanden. So äußerte sich der Mediziner Theodor Windhorst 2009 in Münster im Rahmen einer Podiumsdiskussion geringschätzig über die Etablierung von grundständigen Pflegestudiengängen und der Errichtung des Campus für Gesundheitsberufe in Bochum. Von der Münsterschen Zeitung wird er am 10.12.2009 wie folgt zitiert: „Stecken Sie das viele Geld lieber in die Ausbildung der Ärzte und nicht in ein akademisches Proletariat" (Münstersche Zeitung, 2009, Internet). Der Vorsitzende des deutschen Pflegerats, Ludger Risse, forderte von Windhorst eine öffentliche Entschuldigung bei den Angehörigen der Pflegeberufe in Nordrhein Westfalen „für die verletzende und diskriminierende Äußerung des Kammerpräsidenten von Westfalen-Lippe" (Risse, 2009, Internet). Windhorst versuchte daraufhin seine Aussage zu bagatellisieren. Er hätte lediglich deutlich machen wollen, dass der zukünftige Pflegenotstand nicht durch die Akademisierung von Pflegeberufen zu lösen sei. Zudem sei sein Zitat von der Münsterschen Zeitung unvollständig wiedergegeben worden (vgl. Windhorst, 2009, Internet). Diese Debatte macht die Konkurrenzängste der anderen Gesundheitsberufe gegenüber der akademisierten Pflege exemplarisch sichtbar. Es ist Pionierarbeit nötig, damit die akademische Pflege gesellschaftliche Anerkennung, branchenübergreifende Wertschätzung und Akzeptanz erfährt. „Neben dem geringen Bekanntheitsgrad des Studiums besteht offenbar ganz generell Erklärungsbedarf hinsichtlich der grundsätzlichen Notwendigkeit eines Studiums im Bereich Pflege. Neben einer sachlichen Argumentation und Begründung einer entsprechenden Qualifikation scheint es darüber hinaus auch wichtig, diese zu rechtfertigen und gegenüber anders lautenden Positionierungen zu verteidigen" (Gerlach, 2013, S. 144). Dies trifft sowohl auf den beruflichen als auch auf den privaten Bereich zu. Im beruflichen Umfeld können diese Interaktionen als das Verhandeln um die eigene Position verstanden (vgl. Gerlach, 2013, S. 146) und im privaten Bereich als allgemeine Aufklärung verstanden werden. In beiden Fällen arbeiten die Pflegeakademikerinnen aktiv an der Fremdwahrnehmung ihrer Berufsgruppe und wirken einem möglichen „Identitätsrisiko" (Gerlach, 2013, S. 238) entgegen. „Gemeint ist damit die Folge eines fehlenden gesellschaftlich getragenen

Interpretationsrasters für Pflegeakademikerinnen" (Gerlach, 2013, S. 238). Bestehende Vorurteile gegenüber akademisierten Pflegekräften müssen unbedingt abgebaut werden, damit ein konfliktfreies Zusammenarbeiten ermöglicht wird. Dies kann durch den offenen Dialog unter Kollegen im direkten Arbeitsalltag gefördert werden. Jedoch erscheint es zudem sinnvoll, dass sich die Pflegeakademikerinnen ein öffentliches Gehör verschaffen, in dem sie sich auf entsprechenden Kongressen ihre Berufsgruppe vertreten und oder sich beispielsweise in Fachzeitschriften präsentieren (vgl. Gerlach, 2013, S. 229).

6. Die Persönliche Perspektive einer Pflege dual Studierenden

Im Folgenden wird die persönliche Perspektive einer Studierenden in Pflege dual wiedergegeben. Die Autorin führte mit ihr am 11.06.2013 ein themenbezogenes Erfahrungsgespräch (Abdruckerlaubnis siehe Anhang). Die Studentin ist 21 Jahre alt und Auszubildende des Westfälischen Ausbildungsinstituts Gesundheitsberufe Lünen e.V. Sie befindet sich im zweiten Lehrjahr und parallel im dritten Fachsemester des Studiengangs Pflege dual der Fachhochschule in Münster. Sie empfindet es als besondere Herausforderung sowohl in der praktischen Ausbildung als auch im Studium derart selbstdiszipliniert arbeiten zu müssen. Um in den Präsenzveranstaltungen an der FH thematisch folgen zu können, sei ein selbstständiges Erarbeiten der Studien-briefinhalte während des gesamten Semesters unabdingbar. Die Erarbeitung fordere sehr gute Planungs- und Organisationskompetenzen, denn die Lernzeiten für die Ausbildung, die praktischen Einsätze und die Erarbeitungszeit der Studienbriefe müssen zielführend koordiniert und organisiert werden. Bis jetzt sei ihr dies jedoch stets gelungen. Zudem hat die Studentin wahrgenommen, dass die Lehrenden an den Pflegeschulen höhere Anforderungen an die Studierenden unter den Auszubildenden stellen. So werden die Pflege dual Studierenden während des Unterrichts häufig aufgefordert, den Unterricht mit ihrem Zusatzwissen zu bereichern. Die Studentin hat den Eindruck, dass die Lehrpersonen grundsätzlich mehr Wissen von den Studierenden erwarten. Sie hat sehr hohe Erwartungen an sich selbst, nimmt neben den An-forderungen jedoch auch die vielseitigen Chancen wahr, die das Studium in Pflege dual ihr bietet. Sie empfindet es als Bereicherung zu studieren und den beruflichen Horizont zu erweitern durch „Inhalte, die über diese normale Pflege am Bett hinaus gehen", denn „man bekommt weit mehr Wissen vermittelt als dies in der Ausbildung der Fall ist". Sie benennt in diesem Zusammenhang die Vermittlung von wissenschaftlichem Arbeiten wie z.B. Evidence- based Nursing oder Themen des Managements, insbesondere des Case Managements. Letzteres interessiert sie besonders im Hinblick auf ihre berufliche Zukunft. Sie verspricht sich zudem von ihrem Studium in Pflege dual bessere Chancen eine feste Anstellung in der Pflege zu finden, die ihrer Vorstellung entspricht und in der sie ihre zusätzlich erworbenen Kompetenzen in der pflegerischen Praxis unter Beweis stellen kann. Sie geht davon aus, dass ihr Tätigkeitsfeld vielfältiger ist, „so dass man sowohl die Pflege am Bett hat, was ja nichts Negatives ist, aber, dass man auch auf der

Station dafür sorgen kann, dass es irgendwie besser läuft". Die Studentin nimmt schon heute eine kritische Perspektive gegenüber den aktuellen Bedingungen und Strukturen der alltäglichen pflegerischen Praxis ein. Sie nimmt wahr, „was nicht reibungslos funktioniert und es gibt jetzt schon Momente, in denen ich denke, das könnte man anders und vielleicht sogar besser machen". Die Studentin fühlt sich von der Fachhochschule Münster gut unterstützt. Die Sichtweisen der Studierenden würden stets sehr ernst genommen und man sei sehr am Gelingen des Studiums interessiert. Sie nimmt jedoch neben den Anforderungen und Chancen durch das Studium in Pflege dual auch einige Konfliktfelder wahr. So würde sie sich von ihrer Ausbildungsstätte mehr Unterstützung wünschen. Ihre Mitschüler, die die traditionelle Ausbildung absolvieren, verhalten sich meist den Pflege dual Studierenden gegenüber neutral. Jedoch zeigen sie sich wenig solidarisch, wenn die Studentin davon berichtet, dass sie neben dem theoretischen Unterricht im Westfälischen Ausbildungsinstitut zusätzlich für Klausuren an der FH lernen muss. Sie nimmt dies jedoch nicht persönlich und erklärt diese Reaktionen mit der Unwissenheit oder dem möglichem Neid der Mitschüler, da die Studierenden häufig besondere Aufmerksamkeit seitens der Lehrpersonen im Unterricht erfahren. Dass aktuell noch keine direkten akademische pflegenden Vorbilder im Pflegealltag vorhanden sind, ängstigt die Pflege dual Studierende zwar nicht, sie hat jedoch großen Respekt vor dem späteren Berufseinstieg. Sie kann sich vorstellen, dass das zukünftige Arbeitsteam sie kritisch beäugt und auf ihre Stellung oder ihre neuen Tätigkeitsbereiche zunächst mit Skepsis reagieren könnte. Die Studierende befürchtet, dass man sie als Störerin wahrnehmen könnte, wenn sie Änderungen und Ver-besserungen umsetzten möchte. Die Pflege dual Studentin erkennt jedoch auch eine Chance, selbst eine Vorreiterin auf ihrem Gebiet zu sein. So erhofft sie sich als Absolventin selbst als Vorbild agieren und ihre Vorstellungen von qualitativ hochwertiger Pflege verwirklichen zu können. Als Studierende in Pflege dual wird sie aktuell in den pflegerischen und multiprofessionellen Teams sehr offen und positiv aufgenommen. Ihr wurde noch nie zurückgemeldet, dass sich ihr duales Studium nicht lohne: „Ich hab immer nur positive Rückmeldungen bekommen für meinen Studien-gang". Die traditionell ausgebildeten Pflegefachkräfte und Praxisanleiter interessieren sich stets für ihr Studium. In ihrem privaten Umfeld erlebt die Pflege dual Studierende hingegen häufig kritische Nachfragen. Sie hat den Eindruck, dass die gängigen, minderwertigen Vorurteile über die Pflege vorherrschen und die Möglichkeit Pflege studieren zu können häufig noch völlig unbekannt ist. Sie ist leistet Pionierarbeit, indem sie über den Studiengang Pflege dual aufklärt und ihre persönlichen Motivationen zum dualen Studium erläutert. Oft werde sie gefragt, ob man ‚so etwas' (Pflege) denn wohl studieren könne. Viele der zunächst kritischen Gesprächspartner zeigen im Laufe der Gespräche jedoch Anerkennung für die Mehrfachbelastung der Studentin und ändern ihre Meinung über eine zeitgemäße professionelle Pflege. Die Studentin ist daher der Überzeugung, dass die Absolventen eines dualen Pflegestudiengangs wesentlich zur Aufwertung der Pflege beitragen – in der gesamten Gesundheitsbranche und darüber hinaus.

7. Fazit und Ausblick

Die Anforderungen an die Pflegebranche im Allgemeinen erhöhen sich stetig bedingt durch die Auswirkungen des demographischen Wandels und dem technischen und wissenschaftlichen Fortschritt. Daher erhöhen sich die Anforderungen an die Pflege dual Studierenden im doppelten Maße. Sie absolvieren eine pflegerische Ausbildung und sind durch die praktischen Einsätze während der Ausbildungszeit mit den hohen pflegerischen Anforderungen konfrontiert. Neben der Ausbildung studieren sie auch an der FH Münster. Die Pflegebranche erhofft sich von einem dualen Pflegestudium die „Anhebung der pflegerischen Versorgungsqualität, Verwissenschaftlichung der Pflegepraxis, Aufbruch der ärztlichen Vormachtstellung und Stärkung der Eigenständigkeit, Steigerung der beruflichen Attraktivität und gesellschaftlichen Anerkennung" (Gerlach, 2013, S. 14). Um den genannten Anforderungen gerecht zu werden, ist eine signifikante Erweiterung der beruflichen Handlungskompetenz der Pflege dual Studierenden nötig. Die Autorin hat die zusätzlichen Kompetenzen untersucht, die den Studierenden in Pflege dual an der FH Münster vermittelt werden und den entsprechenden Dimensionen der beruflichen Handlungskompetenz nach dem Verständnis der KMK von 2011 zugeordnet. Zudem ist die Autorin während ihrer Recherche auf die eher zukünftige Anforderung nach der Bildung einer kollektiven professionellen Identität in der Pflege gestoßen. Diese professionelle Identität muss die Pflege erst noch herausbilden, denn die Autorin hat während ihrer eigenen nahezu achtjährigen Berufstätigkeit auf einer interdisziplinären operativen Intensivstation selbst die Erfahrung gemacht, dass die medizinischen Studenten mit pflegerischer Ausbildung weit mehr Anerkennung von der Pflege erfahren.

Die Chancen der Studierenden in Pflege dual sind sehr vielfältig. Besonders das spätere Berufsfeld ist sehr flexibel und mannigfaltig. Zudem haben die Studierenden die Chance, einen wesentlichen Beitrag zur Professionalisierung und Autonomiegewinnung der Pflegebranche zu leisten. Der Studiengang Pflege dual der FH Münster baut auf dem Employability Prinzip (vgl. Klaus, 2008, S. 140) auf. So können die Studierenden in Pflege dual den sich stetig verändernden Anforderungen der Berufswelt gerecht werden. „Idealtypisch verfügen sie als Akademikerinnen erstmalig über andere Kompetenzen und Fähigkeiten als ihre Kolleginnen, die eine klassische Berufsausbildung absolviert haben" (Gerlach, 2013, S. 63). Die Pflege dual Studierenden der FH Münster sollen als „reflective practicioner" (WR 2012, S. 78) das Studium abschließen und sich im anschließenden Berufsleben als solche bewähren. „Reflexion schärft die Wahrnehmung der Pflegepraktikerin, sodass sie ihre wahre Aufgabe – fürsorgliche Pflege – erfüllen kann und damit nicht nur über sich selbst hinauswächst, sondern auch die Gesundheitspflege insgesamt verbessert" (Johns, 2004, S. 290). In jeder Pflegesituation müssen neue professionelle Entscheidungen getroffen werden (vgl. Gordon, 2012, S. 261). Diese Entscheidungen betreffen besonders alle pflegerisch-eigenverantwortlichen Tätigkeitsbereiche, wie z.B. die Durchführung und die anschließende Evaluation der Pflegemaßnahmen. Sie sind daher auch immer ethisch geprägt (vgl. Fölsch, 2012, S. 26). „Pflege an sich basiert auf moralischen Überzeugungen, damit sollen auch ethische Reflexionen ein selbstverständlicher Bestandteil der Pflege sein" (Fölsch, 2012, S. 30).

Die Pflege dual Studierenden sind potentiell mit Konfliktfeldern konfrontiert. Dies sind beispielsweise inter- oder intrapersonelle Rollenkonflikte. „Idealerweise ist die Beziehung zwischen Patient und Gesundheitspersonal dadurch geprägt, dass alle Entscheidungen im Interesse des Patienten getroffen werden. So wie wir jedoch nicht in der idealen Welt leben, pflegen wir auch nicht in einer idealen Welt" (Fölsch, 2012,S. 113). Um Anerkennung, Autonomie und Wertschätzung zu erfahren, die ihnen als Experten ihres Faches zustehen, leisten die Pflege dual Studierenden Pionierarbeit. „Das Projekt Professionalisierung braucht eine breite Anerkennung innerhalb der beruflichen Pflege und den Schulterschluss mit Berufsverbänden und Gewerkschaft. Ansonsten entsteht beim nächsten absehbaren ‚Pflegenotstand' die paradoxe Situation, dass jedenfalls die schlichte Forderung nach ‚Professionalisierung der Pflege' keine sinnvolle Forderung zur Überwindung der Krise mehr sein kann" (Gerlach, S. 251).

Die Autorin hat sich die Anforderungen, die Chancen und die Konfliktfelder der Pflege dual Studierenden per Literaturrecherche erschlossen und umfassend dargestellt. Dabei wurden die unterschiedlichen Perspektiven mit einbezogen, z.B. die arbeitspolitische, die demographische und die private Perspektive.

Bislang sind kaum Forschungen zu den akademisierten Pflegekräften und den Auswirkungen ihres akademischen Wirkens in der grundständigen Pflege durchgeführt worden (Gerlach, 2013, S. 250). Die bislang veröffentlichten Studien zeigen, „dass die wissenschaftliche Qualifikation von Pflegenden und deren Handeln auf evidenzbasierter Grundlage einen signifikanten Einfluss auf die Versorgungsqualität im Krankenhaus und weiteren Einrichtungen des Gesundheits- und Pflegewesens und damit einen konkreten Nutzen für die Patienten hat" (Görres, 2008 S. 447). Viele Aussagen der befragten Pflege dual Studentin bestätigten die in dieser Arbeit dargestellten Forschungsergebnisse. Ursprünglich wollte die Autorin die persönliche Perspektive der gesamten Gruppe der Studierenden im 3. Fachsemester des Westfälischen Ausbildungsinstitut Gesundheitsberufe Lünen e.V. erfassen. So wäre es möglich gewesen mehrere Erfahrungsberichte in dieses Buch einfließen zu lassen. Am Ende stand jedoch nur eine Pflege dual Studentin für den Erfahrungsbericht zur Verfügung. Ihre Schilderungen sind jedoch exemplarisch und bestätigen die bisherigen Untersuchungsergebnisse weitestgehend. Ob und inwieweit die persönliche Perspektive der Pflege dual Studierenden gleich positiv bleibt, oder ob sich diese im Verlauf und zum Ende des Studiums verändert, kann nur durch eine fortwährende Begleitung der Studierenden evaluiert werden. Denn der Studiengang Pflege dual und die dazugehörige Forschung ist – wie oben beschrieben – noch sehr jung und es gibt noch viel zu tun.

8. Literaturverzeichnis

Antonovsky, A. (1997). Salutogenese – Zur Entmystifizierung der Gesundheit. A. Franke (Hrsg. der deutschen und erweiterten Auflage) (A. Franke & N. Schulte Übers.). Tübingen: dgvt. (Original erschienen 1987: Unraveling the Mystery of Health – How People Manage Stress and Stay Well).

Bartholomeycik,S. (2010). Professionelle Pflege heute. Einige Thesen. In S. Kreutzer (Hrsg.) Transformation pflegerischen Handelns. Institutionelle Kontexte und soziale Praxis vom 19. bis 21. Jahrhundert (S. 133-154). Osnabrück: V&R unipress.

Bartholomeycik, S. (2011). Pflegeforschung: Entwicklung, Themenstellungen, Perspektiven. In D. Schaeffer & K. Wingenfeld (Hrsg.) Handbuch Pflegewissenschaft (Neuausgabe) (S. 67-94). Weinheim: Juventa.

Bartholomeyczik, S., Bienstein, C. & Schaeffer, D. (2013). Grunddimensionen einer Definition von Pflege: Expertise für die Enquêtekommission zur Zukunft der Pflege in NRW (Düsseldorf, 2002). In R. Palm & M. Dichter (Hrsg.) Pflegewissenschaft in Deutschland – Errungenschaften und Herausforderungen. Festschrift für Sabine Bartholomeyczik (S. 150-157). Bern: Hans Huber.

Bichsel, P. (2011). Das ist schnell gesagt (1. Auflage). Berlin: Suhrkamp.

Biermann, B. (2004). Soziale Arbeit als Beruf: Institutionalisierung und Professionalisierung Sozialer Arbeit. In B. Biermann, E. Bock-Rosenthal, M. Doehlmann, K. Grohall & D. Kühn (Hrsg.) Soziologie – Studienbuch für soziale Berufe (4., durchgesehene Auflage) (S. 263-312). München: Ernst Reinhardt.

Behrens, J. (2011). Evidence based Nursing. In D. Schaeffer & K. Wingenfeld (Hrsg.) Handbuch Pflegewissenschaft (Neuausgabe) (S. 151-184). Weinheim: Juventa.

Bollinger, H., Gerlach, A. & Grewe, A. (2006). Die Professionalisierung der Pflege zwischen Traum und Wirklichkeit. In J. Prundt (Hrsg.) Professionalisierung im Gesundheitswesen. Positionen - Potentiale – Perspektiven (S. 77-92). Bern: Hans Huber.

Böhm, K. (2011). Gesundheitszustand der Bevölkerung und Ressourcen der Gesundheitsversorgung. In Statistisches Bundesamt (Destatis) & Wissenschaftszentrum für Sozialforschung (WZB) Zentrales Datenmanagement (Hrsg.) Datenreport 2011 – Ein Sozialbericht für die Bundesrepublik Deutschland Band II (S. 215-239). Bonn: Bundeszentrale für politische Bildung.

Bundesministerium für wirtschaftliche und Zusammenarbeit und Entwicklung (BMZ). (n.d.). Lexikon der Entwicklungspolitik – Empowerment. Zugegriffen am 06.06.2013. Verfügbar unter http://www.bmz.de/de/service/glossar/E/empowerment.html.

Bühler, S. (2013). Eine gute Bezahlung fällt nicht vom Himmel. Pflegezeitschrift, 5, S. 260-261).

Bund-Länder-Arbeitsgruppe Weiterentwicklung der Pflegeberufe. (2012). Eckpunkte zur Vorbereitung des Entwurfs eines neuen Pflegeberufegesetzes. Zugegriffen am 14.05.2013. Verfügbar unter http://www.bmg.bund.de/fileadmin/dateien/Downloads/P/Pflegeberuf/20120301_En dfassung_Eckpunktepapier_Weiterentwicklung_der_Pflegeberufe.pdf

Decker, L. (2013). Wer hat Angst vor akademisierter Pflege? Pflegezeitschrift, 5, S. 292-293).

Deutscher Berufsverband für Pflegeberufe (DBfK). (2010). ICN-Ethikkodex für Pflegende. Zugegriffen am 23.06. 2013. Verfügbar unter http://www.dbfk.de/download/download/10091DBfK-ICN-Ethik-E04kl-web.pdf

Deutscher Berufsverband für Pflegeberufe Nordwest e.V., (2010). Nordwest-Impulse – Schwerpunktausgabe ‚Pflegekammer'. Zugegriffen am 02.06.2013. Verfügbar unter http://www.pflegekammer-jetzt.de/uploads/pflegekammer.pdf.

Deutsche Gesellschaft für Pflegewissenschaft. (2011). Stellungnahme des Vorstands der Deutschen Gesellschaft für Pflegewissenschaft (DGP) zum Beschluss des Gemeinsamen Bundesausschusses" über eine Richtlinie über die Festlegung ärztlicher Tätigkeiten zur Übertragung auf Berufsangehörige der Alten- und Krankenpflege zur selbständigen Ausübung von Heilkunde im Rahmen von Modellvorhaben nach § 63 Abs. 3c SGB V".Zugegriffen am 04.06.2013. Verfügbar unter http://www.dg-pflegewissenschaft.de/2011DGP/wp-content/uploads/2012/01/DGP-Stellungnahme-G-BA-Richtl-26112011.pdf.

Dewe, B. (2006). Professionsverständnisse – eine berufssoziologische Betrachtung. In J. Prundt (Hrsg.) Professionalisierung im Gesundheitswesen. Positionen – Potentiale – Perspektiven (S. 23-35). Bern: Hans Huber.

Deutsches Netzwerk für Qualitätsentwicklung in der Pflege. (2011). Methodisches Vorgehen zur Entwicklung, Einführung und Aktualisierung von Expertenstandards in der Pflege – Version März 2011. Zugegriffen am 15.06.2013. Verfügbar unter http://www.wiso.hs-osnabrueck.de/fileadmin/groups/607/DNQP_Methodenpapier.pdf.

Deutsches Netzwerk für Qualitätsentwicklung in der Pflege. (2012). Methodisches Vorgehen zur Entwicklung, Einführung und Aktualisierung und von Expertenstandards. Zugegriffen am 24.06.2013. Verfügbar unter http://www.wiso.hs-osnabrueck.de/38028.html.

Doehlmann, M. (2004). Soziologische Grundbegriffe in aller Munde – das Beispiel soziale Rolle. In B. Biermann, E. Bock-Rosenthal, M. Doehlmann, K. Grohall & D. Kühn. Soziologie – Studienbuch für soziale Berufe (4., durchgesehene Auflage) (S. 40-45). München: Ernst Reinhardt.

Fachhochschule Münster University of Applied Science. (2012). Informationsflyer zum Studiengang Pflege dual. Zugegriffen am 06.06.2013. Verfügbar unter https://www.fh-muenster.de/fb12/downloads/Faltblatt-P_u_G-Dual-11-2012.pdf.

Gemeinsamer Bundesausschuss.(2012). Richtlinie des Gemeinsamen Bundesauschusses über die Festlegung ärztlicher Tätigkeiten zur Übertragung auf Berufsangehörige der Alten- und Krankenpflege zur selbständigen Ausübung von Heilkunde im Rahmen von Modellvorhaben nach § 63 Abs. 3c SGB V. Zugegriffen am 04.06.2013. Verfügbar unter http://www.g-ba.de/downloads/62-492-600/2011-10-20_RL-63Abs3c.pdf.

Gerlach, A. (2013). Professionelle Identität in der Pflege. Akademisch Qualifizierte zwischen Tradition und Innovation. Frankfurt am Main: Mabuse.

Gordon, D. (2012). Gebrauch und Missbrauch formaler Modelle in der Pflegepraxis. In D. Staudacher (Hrsg. der deutschsprachigen Ausgabe) (M. Wengenroth Übers.) Stufen zur Pflegekompetenz – From Novice to Expert (2., vollständig überarbeitete und ergänzte Auflage) (S. 249-266). Bern: Hans Huber.

Görres, S. (2008). Hohe Pflegequalität durch mehr Kompetenz. Die Schwester Der Pfleger, 5, S. 447-449).

Grobecker, C., Krack-Roberg E., & Sommer, B. (2011). Bevölkerungstand und Bevölkerungsentwicklung. In Statistisches Bundesamt (Destatis) & Wissenschaftszentrum Berlin für Sozialforschung (WZB) Zentrales Datenmanagement (Hrsg.) Datenreport 2011 – Ein Sozialbericht für die Bundesrepublik Deutschland Band I (S. 1-24). Bonn: Bundeszentrale für politische Bildung.

Immenroth, T. (2011). Warum Pflege studieren?. Die Schwester Der Pfleger, 2, S. 190-194.

Jerusalem, M. (2005). Selbstwirksamkeit. In H. Weber & T. Rammsayer (Hrsg.) Handbuch der Persönlichkeitspsychologie und Differentiellen Psychologie (S. 438-445). Göttingen: Hogrefe.

Johns, C. (2004). Selbstreflexion in der Pflegepraxis – Gemeinsam aus Erfahrung lernen. (1. Auflage). M. Poser & P. Muijsers (Hrsg. der deutschen Ausgabe) (S. Hinrichs Übers.). Bern: Hans Huber. (Original erschienen 2000: Becoming a Reflective Practicioner).

Kälble, K. (2006). Gesundheitsberufe unter Modernisierungsdruck – Akademisierung, Professionalisierung und neue Entwicklungen durch Studienreform und Bolognaprozess. In J. Prundt (Hrsg.) Professionalisierung im Gesundheitswesen. Positionen – Potentiale – Perspektiven (S. 213-233). Bern: Hans Huber.

Klaus, H. (2008). Employability und Studium. In P. Speck (Hrsg.) Employability – Herausforderungen für die strategische Personalentwicklung. Konzepte für eine flexible, innovationsorientierte Arbeitswelt von morgen (S. 139-158) 3., aktualisierte Auflage. Wiesbaden: Gabler.

Kultusministerkonferenz. (2011). Handreichung für die Erarbeitung von Rahmenlehrplänen der Kultusministerkonferenz für den berufsbezogenen Unterricht in der Berufsschule und ihre Abstimmung mit Ausbildungsordnungen des Bundes für anerkannte Ausbildungsberufe. Zugegriffen am 27.05.2013. Verfügbar unter http://www.kmk.org.

Kuhlmey, A. & Blüher, S. (2011). Demographische Entwicklung in Deutschland. In D. Schaeffer & K. Wingenfeld (Hrsg.) Handbuch Pflegewissenschaft (Neuausgabe) (S. 185-198). Weinheim: Juventa.

Lempert, W. (2009). Berufliche Sozialisation. Persönlichkeitsentwicklung in der betrieblichen Ausbildung und Arbeit (2. korrigierte Auflage). Baltmannsweiler: Schneider Verlag Hohengehren.

Lüftl, K., Kerres, A. (2012). Führungskräfte im Zwiespalt: Akademisierung der Pflegepraxis ja, aber auch in der eignen Einrichtung? In G. Müller (Hrsg.) Pflegewissenschaft praxisnah. Antworten auf klinisch relevante Fragen (S. 51-86). 1. Auflage. Wien: Facultas Verlags- und Buchhandels AG.

Mamerow, R. (2010). Praxisanleitung in der Pflege (3., überarbeitete und erweiterte Auflage). Berlin: Springer.

Meleis, A. (2011). Globale Herausforderung in der Pflege – ein Ausblick. In D. Schaeffer & K. Wingenfeld (Hrsg.) Handbuch Pflegewissenschaft (Neuausgabe) (S. 745-756). Weinheim: Juventa.

Moers, M., U. Schöniger, & M. Böggemann. (2012). Duale Studiengänge – Chancen und Risiken für die Professionalisierung der Pflegeberufe und die Entwicklung der Pflegewissenschaft. Pflege & Gesellschaft, 3, S. 232-248.

Münstersche Zeitung, Nr.288 50.Woche (2009). Ärzte-Kritik am Gesundheitscampus. Zugegriffen am 14.06.2013. Verfügbar unter http://www.pflegerat-nrw.de/doc/aktuelles/Windhorst%20Muenstersche.pdf

Pausch, W. (2013). Es ist oft nicht zum Aushalten. Die Schwester Der Pfleger, 6, S. 580-582.

Reinhart, M. (2013). Pflegeberufsausbildung an der Hochschule – Duale Studiengänge in Deutschland. Die Schwester Der Pfleger, 5, S. 476-478.

Risse, L. (2009). Pressemitteilung Pflegerat NRW Landesarbeitsgemeinschaft der Pflegeorganisationen vom 11.12.2009: Pflegerat kritisiert diffamierende Äußerungen des Präsidenten der Ärztekammer Westfalen-Lippe – Entschuldigung für verbale Entgleisung notwendig. Zugegriffen am 14.06.2013. Verfügbar unter http://www.pflegerat-nrw.de/doc/aktuelles/PM%20Windhorst%2011-12-09.pdf.

Rump, J. & Völker, R. (2007). Employability in der Unternehmenspraxis – Eine empirische Analyse zur Situation in Deutschland und ihre Implikationen. Heidelberg: Physica.

Rüller, H. (2009). Lernen und Anleitung. Forum Ausbildung – Zeitschrift für die praktische Ausbildung in Gesundheitsberufen, 1, S. 4, 5.

Schaeffer, D. & Moers, M. (2011). Bewältigung chronischer Krankheiten – Herausforderungen für die Pflege. In D. Schaeffer & K. Wingenfeld (Hrsg.) Handbuch Pflegewissenschaft (Neuausgabe) (S. 329-364). Weinheim: Juventa.

Schaeffer, D. & Wingenfeld, K. (2011). Entwicklung von Pflegewissenschaft in Deutschland. In D. Schaeffer & K. Wingenfeld (Hrsg.) Handbuch Pflegewissenschaft (Neuausgabe) (S. 9-15). Weinheim: Juventa.

Schön, D.A. (1983). The Reflective Practitioner. How Professionals Think in Action. New York: Basic Books, Inc.

Steins, G. (2005). Empathie. In H. Weber & T. Rammsayer (Hrsg.) Handbuch der Persönlichkeitspsychologie und Differentiellen Psychologie (S. 467-475). Göttingen: Hogrefe.

Schwermann, M., Ostermann, R. (2013). Der Studiengang „Pflege dual" an der Fachhochschule Münster Ein reflective practitioner in einem multidisziplinären Team. Pflegezeitschrift, 5, S. 274-276.

Tietze, K. (2010). Kollegiale Beratung – Problemlösungen gemeinsam entwickeln 4. Auflage. Reinbeck: Rohwolt Taschenbuch.

Wendt, W. (2010). Case Management im Sozial- und Gesundheitswesen. Eine Einführung (5. Überarbeitete Auflage). Breisgau: Lambertus.

Windhorst, T. (2009). Anschreiben an den Vorsitzenden des Pflegerats NRW vom 15.12.2009 Akademische Ausbildung Pflegeberufe. Zugegriffen am 14.06.2013. Verfügbar unter http://www.pflegerat-nrw.de/doc/aktuelles/stwi.pdf.

Die Autorin

Anna Schlathölter ist Jahrgang 1984 und hat 2005 ihr Staatsexamen in der Gesundheits- und Krankenpflege absolviert. Von 2005 bis 2012 sammelte die Autorin Berufserfahrung auf einer interdisziplinären operativen Intensivstation. Im Jahr 2013 absolvierte sie den Bachelor-Abschluss als Berufspädagogin im Gesundheitswesen an der Fachhochschule in Münster. Seit dem Wintersemester 2013/14 ist sie Masterstudentin für Bildung im Gesundheitswesen an der Fachhochschule Münster. Sie begleitet die Pflege dual Studierenden seit der Einführung des Studiengangs im Jahr 2012 als Lerncoach. Zudem wirkt sie als wissenschaftliche Hilfskraft im Team Pflege dual an der Fachhochschule Münster mit.